老年人生活照料

主　编　张晓丽
副主编　郑娟娟
参　编　陈　晨　龚　玲

北京理工大学出版社
BEIJING INSTITUTE OF TECHNOLOGY PRESS

版权专有　侵权必究

图书在版编目（CIP）数据

老年人生活照料／张晓丽主编．－－北京：北京理工大学出版社，2021.7
ISBN 978－7－5763－0016－1

Ⅰ．①老… Ⅱ．①张… Ⅲ．①老年人－护理－中等专业学校－教材 Ⅳ．①R473.59

中国版本图书馆 CIP 数据核字（2021）第 134031 号

出版发行／	北京理工大学出版社有限责任公司
社　　址／	北京市海淀区中关村南大街 5 号
邮　　编／	100081
电　　话／	（010）68914775（总编室）
	（010）82562903（教材售后服务热线）
	（010）68944723（其他图书服务热线）
网　　址／	http：//www.bitpress.com.cn
经　　销／	全国各地新华书店
印　　刷／	定州市新华印刷有限公司
开　　本／	787 毫米×1092 毫米　1/16
印　　张／	7
字　　数／	170 千字
版　　次／	2021 年 7 月第 1 版　2021 年 7 月第 1 次印刷
定　　价／	26.00 元

责任编辑／李慧智
文案编辑／李慧智
责任校对／周瑞红
责任印制／边心超

图书出现印装质量问题，请拨打售后服务热线，本社负责调换

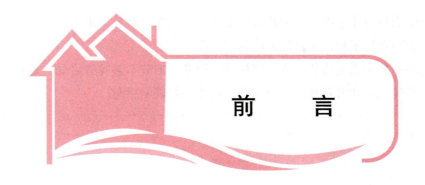

前 言

面对中国老龄化问题突出的现实，如何切实地帮助老人提高生活质量，改善生活环境，需要老年服务人员具备较高的生活照料服务水平。只有这样，才能有效提升老年服务工作的质量，为构建和谐社会、实现中国梦做出贡献。《老年人生活照料》一书就是基于这一目的编写的。本书适用于中职老年人服务与管理、智能养老服务等专业的学生，也适用于其他专业需要学习养老护理技能的人员。

本教材严格按照教育部中职院校老年人服务与管理专业教学大纲编写，从强化操作技能，掌握实用技术的角度出发，包括老年人照护环境营造、老年人清洁卫生、老年人睡眠照护、老年人饮食照料、老年人排泄照护、老年人安全照护6个主要部分，充分涵盖了老年人照护所涉及的各个方面。

本教材依据人力资源和社会保障部、民政部在2019年制定并颁布的《养老护理员国家职业技能标准》编写，突出了养老护理员的职业特色，强调实际操作能力培养，强化职业态度、职业素养培育。

全书深入浅出地系统讲解了老年人生活照料的理论知识，同时强化实训内容，重在培养学习者的技能技巧，力争使学习者既能掌握基础理论，又能熟练掌握老年人照料的技能。教材从强化培养学生的操作技能、帮助学生掌握实用技术的角度出发，较好地体现了当前最新的实用知识与操作技术，对于提高学习者的基本素质，使学习者掌握养老护理的核心知识与技能有直接的帮助和指导作用。

本教材为中职学校老年人服务与管理专业教学用书，全书充分考虑到中职学生的特点，采用通俗的语言，以实际案例的形式将相关知识和技能展开介绍，图文并茂，简单易懂，可操作性极强。在内容上着重强调了养老护理员职业素质及人文关怀的培养。

本教材由张晓丽任主编，郑娟娟任副主编。主编张晓丽总体策划并修改定稿。以上同志及陈晨、龚玲参与了相关项目任务的编写工作。

老年人服务是一项光荣的事业，编写过程中多有细节不够完善之处，恳请读者提出宝贵意见。参考的论著和书刊难以一一标明，在此一并表示感谢。

编　者

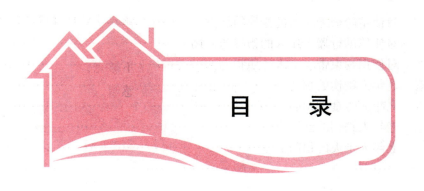

目　录

项目一　老年人照护环境营造 ·· 1
　　任务一　老年人照护环境的基本认知 ··· 2
　　任务二　老年人照护环境布置 ·· 4
项目二　老年人清洁卫生 ··· 8
　　任务一　晨晚间护理 ··· 9
　　任务二　身体清洁 ··· 11
　　任务三　老年人仪容仪表整理 ··· 27
　　任务四　床铺及个人物品清洁 ··· 30
项目三　老年人睡眠照护 ··· 39
　　任务一　睡眠环境的安排 ·· 40
　　任务二　照料有睡眠障碍的老年人入睡 ··································· 44
　　任务三　帮助老年人选择卧位 ··· 49
项目四　老年人饮食照料 ··· 51
　　任务一　老年人营养及饮食 ··· 52
　　任务二　协助老年人完成进食照料 ··· 57
　　任务三　协助老年人完成饮水照料 ··· 60
　　任务四　为鼻饲老年人完成进食照料 ······································ 63
项目五　老年人排泄照护 ··· 66
　　任务一　协助老年人正常如厕 ··· 67
　　任务二　帮助老年人采集二便常规标本 ··································· 71
　　任务三　对呕吐老年人进行护理照料 ······································ 74
　　任务四　帮助老年人更换尿垫、纸尿裤 ··································· 76
　　任务五　协助便秘老年人使用缓泻剂 ······································ 80
项目六　老年人安全照护 ··· 83
　　任务一　老年人安全照护基本知识 ··· 84

任务二	对使用轮椅老年人的指导与协助	86
任务三	对使用助行器老年人的指导与协助	90
任务四	对使用约束带老年人的照护	93
任务五	老年人烫伤的预防	97
任务六	老年人噎食的预防	98
任务七	老年人跌倒的预防	101
任务八	老年人走失的预防	104

参考文献 …………………………………………………………………… 106

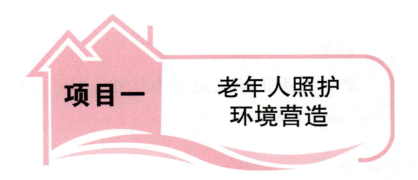

项目一　老年人照护环境营造

【知识目标】

◇ 了解老年人常见居住方式及老年人照护环境的重要性。
◇ 理解老年人照护环境的基本要求。
◇ 掌握老年人居室环境的布置要点。

【能力目标】

◇ 运用对老年人照护环境的基本认知，初步解决人们因忽视环境因素对老年人身心健康造成影响的问题。
◇ 通过对老年人照护环境的认识，培养学生发现并改进老年人居室环境中存在的不足之处的能力。
◇ 培养学生将理论应用于实践的能力。

【素质目标】

◇ 反思老年人照护环境营造的实践经历，有意识地学习环境营造知识的重点部分。
◇ 与小组成员分享学习经验，以团队协作的形式巩固老年人照护环境营造的相关知识和技能。
◇ 老吾老以及人之老，懂得关心爱护老年人，为老年人营造一个安全舒适的居住环境。

【思维导图】

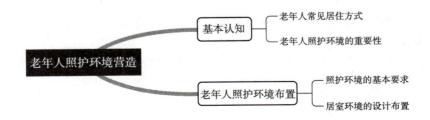

老年人生活照料

任务一 老年人照护环境的基本认知

案例讨论

老龄化社会是指老年人口占总人口达到或超过一定比例的人口结构模型。按照联合国的传统标准是一个地区60岁以上人口占总人口的10%，新标准是65岁以上人口占总人口的7%，即视为该地区进入老龄化社会。

2018年年末，我国60周岁及以上人口为24 949万人，占总人口的17.9%，其中65周岁及以上人口为16 658万人，占总人口的11.9%。2019年年末，我国60周岁及以上人口为25 388万人，占总人口的18.1%，其中65周岁及以上人口为17 603万人，占总人口的12.6%。

据《"十三五"国家老龄事业发展和养老体系建设规划》，预计2050年，我国60周岁以上人口将超过4亿，占比达32.8%（目前日本是30%），每3人中将有1个老年人，2009—2019年中国老龄人口增长趋势如图1-1所示。

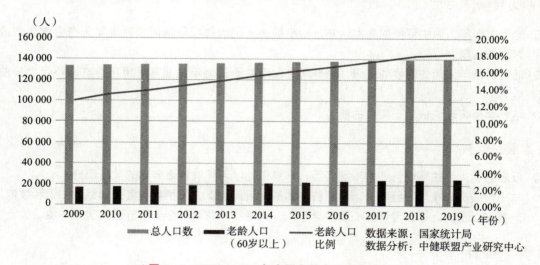

图1-1 2009—2019年中国老龄人口增长趋势

人口老龄化趋势对老年人照护环境提出了新的要求，你认为老年人照护环境的重要性有哪些呢？

一、老年人常见居住方式

1. 居家养老

按照我国传统的生活习惯，居家养老是老年人与家人一起居住在家庭中安度晚年生活的传统方式。居家养老主要依靠家庭成员的协助护理和老年人的自我护理，广泛存在于中国的普通家庭中，是目前中国最常见的养老方式。居家型养老模式对家庭造成的经济负担不大，也能满足老年人与家人一起生活的愿望。

随着人口结构的变化及经济的发展，很多子女由于工作忙，基本没有时间照顾老年人，且现代年轻人和上一代人居住在一起有"代沟"，因此很多老年人成为在家养老的"空巢老人"。

2. 社区养老

社区养老是老年人居家养老与社会化上门服务相结合的一种新型养老模式。社区养老主要利用社区资源，为老年人提供助餐、助洁、助浴和助医等服务。社区养老由正规服务机构、社区志愿者及社会支持网络共同支撑，为有需要的老年人提供帮助和支援，使他们能在熟悉的环境中维持自己的生活。这种养老模式也是目前政府大力倡导的一种新型养老模式，可以使资源得到充分利用。

3. 机构养老

养老机构一般有养老院、社会福利院、老年公寓、敬老院等，这些养老机构一般都配备相应的服务设施和专业的养老服务人员。老年人在此集中居住，统一管理。条件好一点的养老机构还配备心理咨询室和户外体育活动场地等，可开展丰富多样的文体娱乐活动并提供专业的社工服务。规模大、档次高的养老机构还会配备新型医院，推行"医养一体"的养老模式。

4. 旅居养老

旅居养老是"旅游+养生"的新型养老模式，是"候鸟式养老"和"度假式养老"的融合体。这类养老机构大多建在环境优美、气候条件独特的地方，如海口、三亚、青城山、庐山等优美景区。老年人会在不同季节，去气候适宜的地方养老。这种养老模式要求老年人身体状况良好，经济条件相对较好。

二、老年人照护环境的重要性

老年人一天中有一半时间是在室内度过的，不能自理的老年人在室内待的时间会更长。安全舒适的居室环境不仅可以防止老年人得病，还可以使老年人心情愉快，有利于身心健康。

1. 空间感受

房屋空间过大，容易使老年人有距离感，尤其会使独居的老年人加重孤独感；空间过小，会使老年人有局促压抑感，容易导致情绪抑郁。老年人居住的房间要适当小一些，如

60~90平方米，房间功能要比较集中，让老年人有充实感。

2. 光线和通风

阳光对改善老年人的心情大有裨益。体弱、不常出门的老年人在家的时间较多，晒太阳的机会较少，这就要求老年人居所采光要好，这不仅能提高居室内温度，使老年人心情愉悦，还有利于预防骨质疏松。良好的通风能带来新鲜的空气，增加老年人的舒适感并维护他们的身体健康，减少哮喘和过敏的症状。

3. 安静的环境

噪声容易影响老年人的情绪，是高血压和心脏病的诱发因素。老年人睡眠质量不好，有抑郁症状的老年人还会失眠，多梦易惊醒，焦虑不安，若被噪声干扰，会加重抑郁症状。所以，老人的居住场所要避开繁华街道，选择安静的小区。

4. 居室色调

老年人的居室不宜使用过于鲜艳、刺激的颜色，过于鲜艳、刺激的颜色对老年人衰退的视觉系统是一种负担，更会造成一种紧张情绪，不利于休息调养。老年人的居室应选用一些朴素而深沉、高雅而宁静的色彩，如用米白、浅灰、浅蓝、浅棕等颜色调来调节平衡，局部搭配一些优雅的配色，让老年人的居室变得温馨。

任务二 老年人照护环境布置

中国人口老龄化加剧，老年群体越来越受到重视。而由于身体各项机能的退行性改变及社会功能减弱，老年人对照护环境布置的要求明显高于年轻人。老年人应该在舒适、安全、无障碍的环境中生活。

案例讨论

张先生买了新房，准备将其中一间卧室打造成老人房，让70岁的父亲居住。张父在2年前因患脑卒中导致偏瘫，右半身行动不便，平常需借助拐杖才能行走。作为一名护理员，你在房间的设计布局上可给予张先生哪些建议呢？

一、照护环境的基本要求

1. 居室内空间布局

（1）地面

老年人居室地面应尽量不设台阶，不铺过于光滑的地板、地砖等，地面要随时保持干燥、平坦，适当加铺防滑垫，建议老年人穿防滑鞋，以防摔倒。

（2）过道

过道中尽量不设门槛，并且门要宽敞一些，减少杂物的摆放，留有足够的空间，同时设有便于轮椅出入的通道，确保老年人出入安全。

（3）卧室

卧室是老年人休息的场所，对卧床老年人来说更是生活的主要场所。床、衣柜等家具要摆放合理，在老年人触手可及的地方要有支撑物，方便老年人行走。光线要柔和，应安装夜间照明装置或地灯，便于老年人夜间使用。

（4）浴室

浴室是老年人容易跌倒的地方。洗漱空间尽量干湿分离，地面需采用防滑材料，并保持干燥。在座便器靠墙一侧设置把手，洗澡区域放置洗澡椅。浴室门最好为外开式，保证发生意外时其他人员能及时进入。

（5）厨房

厨房动线流畅，无障碍。操作台的高度也应根据居住老年人的需求设置，地面要做防滑处理，防止因有水或油渍在地上而引发滑倒等危险。

2. 居室内家具布局

①家具应为适老化家具，摆放应简单整齐，美观大方，以使用方便为原则。若老年人坐轮椅行动，则要考虑摆放的家具是否会挡住轮椅的扶手。

②能直接接触到老年人身体的家具、扶手等，应避免尖角和粗糙的材质，棱角需要有防撞设计，以防碰伤。同时要布局合理，有便于活动的空间。

知识链接

老年人居室空间设计

1. 居室空间色彩搭配设计

老年人居室在色彩选择上，大多选用朴素、稳重的装饰色彩。这类色彩不仅符合老年人的心理状况，还能调节老年人的心情。例如，将房间的墙面粉刷成米白或者米黄等暖色系，可以使老年人有一种温暖、温馨的感觉。

2. 居室空间内家具和饰品的选用

在设计老年人居室时，对家具和饰品的选择有一些普遍规律，例如，在家具饰品的造型选择上，要选择棱角少的、有弧度的家具，以减少或避免老年人因磕碰而受伤。在家具的摆放上，尽量将家具放置在墙边，防止老年人在室内通行不便；床最好放在靠近门的位置，方便老年人夜间喝水、去卫生间。在家具的功能选择上，一定要选实用、储存空间大的家具。

老年人喜欢储存东西，如果家具的储存空间小，东西就会无地方存放，而且要选择稳定性好的家具，增加老年人居室的安全性。在家具材质的选择上，一定要选用不软不硬的中性材质，如沙发，材质过软则不方便老年人起身、挪身，材质过硬则易硌到老年人。

3. 居室空间墙面和地面材料的选用

老年人行动不便，极易摔倒，因此在其居室地面材料的选择上，应尽量选择防滑性强的材料。地面可以整体选用舒适的软木地板，软木地板具有一定的吸附功能，可以减少脚与地板之间的摩擦，既能延长地板的使用寿命，也可以降低走路产生的噪声。老年人使用的浴室可以选择小块马赛克拼贴的瓷砖，这种瓷砖防水性强，也具有一定的防滑功能。卫生间和厨房这种易污染区很容易积水，应放置一块地垫，可以防止老年人摔倒，是保证老年人安全的小助手。

4. 居室空间的人性化

每个人都有独特的性格和兴趣爱好，因此对老年人居室的设计要因人而异。有的老年人喜欢看书，可以在其卧室装一些书架，方便老年人随手拿取书籍，或者在其客厅、阳台放一把椅子，供老年人阅读时使用。有的老年人有当兵的经历，在设计其居室时，可以多用一些军刀、手枪等模型做装饰，这不仅能突出老年人的喜好，还有助于老年人追忆年轻时的美好经历。有的老年人比较怀旧，应适当保留一些他们曾经用过的家具，这些家具上有着他们以前的烙印，能够勾起他们对往事的回忆，起到抚慰心灵的作用，留着它们总能让老年人想起那些幸福的时光。

5. 灯光与照明

老年人的身体状况不断下降，视力也逐渐减弱，而且老年人起夜次数会比较多，所以在老年人居室空间的灯光设置上，应设置亮度较高的灯光，而且尽可能多设置一些，防止老年人因看不清而发生磕碰或摔跤。另外，我们可以在老年人的床头安装床头灯，防止老年人起夜时眼盲，让老年人可以随心所欲地控制灯光的开关和亮度；也可以在卧室的门边安置吊灯开关，确保老年人起夜时的安全。

二、居室环境的设计布置

居室是老年人晚年生活中最重要的场所，居室环境的美好、温馨和安全可以使老年人身心愉悦，专业人员在对老年人的居室进行设计、布置前，应充分考虑老年人的身心状态，以制定适合老年人的最佳方案。

1. 房间

①房间朝向最好选择向南或东南，居室光线要明亮柔和，要让老年人能看清楚家具和物品。同时，也应当有窗帘遮挡阳光，避免引起老年人刺眼、眩晕等不适症状。房间隔音效果要好，以利于老年人休息。

②老年人的房间应设有卫生间，以方便其使用。卫生间的门应设为外开式，便于发生意外时护理员能及时进入卫生间施救；设置坐便器和扶手，便于老年人自己蹲坐和起身，使他们能安全排便；卫生用品应放置在老年人便于拿取的地方；老年人肠蠕动减慢易导致便秘，卫生间内可备一些开塞露，以供必要时使用；便器宜选择白色，以便观察老年人排泄物性状，及时发现病变。

③老年人房间的设备宜简单、实用,忌复杂、花哨,物品不要放在老年人经常行走的地方,牵拉电线不要设置在老年人常活动的区域,以防老年人绊倒。

2. 床及床上用品

①老年人的床要牢固、稳定。高矮要合适,坐在床上足底能完全着地,膝关节与床呈近90°最为理想,以保证老年人上下床安全;床垫的软硬要适中,老年人随着年龄增长,脊椎退化,髓核脱水,导致椎间盘失去正常的弹性和张力,容易出现腰椎间盘突出等病症,故床太软易使身体凹陷而加重腰椎的负担,引发腰疼,太硬又易导致身体受压而影响睡眠的舒适性;需长期卧床的老年人,建议使用气垫床,可缓解压力,减缓压疮的产生。较窄的床可安装床栏,以避免老年人坠床;对患有某些心肺疾病的老年人,可购买可以调节床头、床尾角度的床,以便于在病情需要时帮助老年人变换至正确的体位,缓解病痛。

②老年人的被褥要平整、柔软、透气性好,以棉织品为佳。床单要能包裹在床垫下,使床单平整、无褶皱,每日睡前用刷子打扫床单位,以减少床单对老年人皮肤的摩擦;针对大小便失禁的老年人,可在床单上加一个隔尿垫,以便随时更换,防止大小便污染床单。

③枕头要舒适、高低适中。枕头过低会使头部充血,易造成眼睑及面部浮肿;过高会妨碍头部血液循环,易造成脑缺血和落枕,出现颈部酸痛、头痛、头晕、耳鸣等不适。一般情况下枕头以7~8 cm高为宜,也可根据老年人个人习惯调整,但要注意有颈椎病的老年人不能用高枕。另外,枕头的软硬要适度,过硬的枕头会使头部压强增大,引起头皮不适;过软则难以保持一定的高度,颈肌易疲劳,也不利于睡眠;可选决明子等中药材枕头改善睡眠;枕头应经常清洗,头汗重的老年人可在枕头上放置枕巾,方便清洗。

④正确摆放床头柜。老年人睡觉时,建议在床头柜上常规放置水、急救药品、手机和台灯等物品,并应放在老年人躺下时一臂范围内能拿到的地方;如果老年人有偏瘫等症状,床头柜还应放置在健侧手方向,以便老年人取用物品或控制台灯开关。

毛爷爷,75岁,记忆力有衰退迹象,平时喜欢养花,喜欢喝茶,请你为毛爷爷进行居室设计。

3. 安全和装饰

①卫生间和厨房是老年人发生危险最多的场所,老年人起居室及卫生间等主要空间宜设置紧急求助报警系统。开关应放置在老年人伸手可及之处,以便在其需要帮助时能及时呼叫护理员。

②在居室内外种植一些花草树木,可以美化环境,让空间充满生机,使人精神放松、心情舒畅;同时还能吸附一些有毒气体和尘埃,净化空气;茂盛的枝叶对声波反射有一定影响,可降低室内噪声。

③房间色彩应以偏暖色调为主。老年时期身体健康状况的衰退会导致老年人出现一些常见的疾病,例如,心脑血管老化、视觉系统老化等,这些疾病的特性决定老年人的居室环境宜宁静、整洁、柔和,所以老年人居室不宜大面积使用过于鲜艳、刺激的颜色,应选用一些淡雅、朴素的色彩,使老年人身心愉悦。

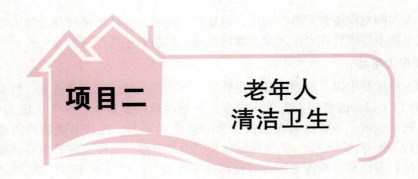

项目二 老年人清洁卫生

【知识目标】

◇ 了解老年人晨晚间护理的流程与方法。
◇ 理解老年人居室基本卫生要求。
◇ 熟悉老年人仪容仪表整理的方式。
◇ 掌握老年人身体清洁的操作流程。

【能力目标】

◇ 能备齐用物,完成为老年人进行清洁卫生的操作。
◇ 能对老年人平时的仪容仪表进行整理。

【素质目标】

◇ 培养学生的实际操作能力,使学生达到技能水平要求。

【思维导图】

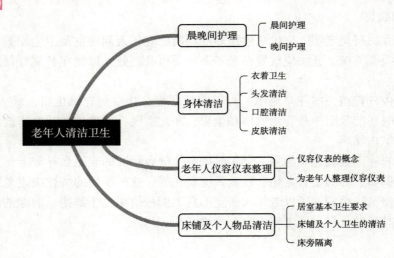

项目二　老年人清洁卫生

清洁是每位老年人的基本生理需要,是保持和促进老年人身心舒适、安全和健康的重要保障。一方面通过清洁可以清除老年人身体表面的污垢,预防感染和并发症的发生;另一方面清洁时通过揉搓、按摩皮肤可以促进老年人的血液循环,有利于老年人体内代谢废物的排泄。同时清洁不仅可以使老年人身体舒适,还能使其心情愉快,满足老年人心理上的自尊需要。

任务一　晨晚间护理

晨晚间护理是根据老年人的日常生活习惯,为满足老年人日常清洁和舒适需要而于晨起后和就寝前执行的照护措施。

案例讨论

张爷爷,80岁,因腿脚不便日常生活需他人协助。
张爷爷清晨起床后、晚间就寝前需要进行哪些护理措施?

一、定义

根据病情需要,为不能自理的老年人,在晨间及晚间进行的生活护理,称为晨晚间护理。能自理或半自理的老年人的晨晚间护理,可在护理员指导与必要的协助下进行。

二、晨间护理

每日清晨老年人醒来后,应进行晨间护理。通过晨间护理,达到皮肤和口腔的卫生标准,促进血液循环,使其感到清洁舒适,防止并发症的发生。有自理能力的老年人,应鼓励其自行完成晨间护理;完全无自理能力的老年人,护理员应协助其完成晨间护理。

1. 晨间护理的目的

①促进老年人的清洁、舒适,预防压疮、肺炎等并发症的发生。
②与老年人进行沟通交流并对其进行卫生指导,满足老年人的心理需求。
③保持房间和床单的整洁、美观。

2. 晨间护理的内容

①采用湿式扫床法清洁并整理床单,必要时更换被褥。
②根据老年人的自理能力情况,协助老年人排尿排便、洗漱及进食等,可采用一些方便老年人生活的辅助工具,如移动坐便椅[图2-1(a)]、助食餐具[图2-1(b)]。

老年人生活照料

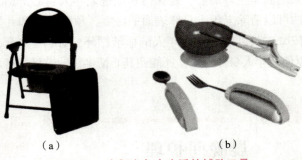

图 2-1　方便老年人生活的辅助工具
（a）移动坐便椅；（b）助食餐具

③协助老年人采取舒适体位，协助病情有特殊要求者按病情需要采取合适体位。同时，注意检查老年人全身皮肤有无受压变红现象，必要时对其进行背部及受压骨隆突处皮肤的按摩，避免压疮的发生。

④根据需要给予叩背、协助排痰等操作，必要时给予吸痰，指导其有效咳嗽。

⑤与老年人进行晨间交流，可询问其夜间睡眠情况、有无不适等，给予必要的心理护理。

⑥根据室温，可开窗通风，保持室内空气新鲜。

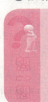

对应晨间护理的内容，应该如何指导老年人进行晚间护理？

三、晚间护理

晚间护理可使老年人干净而舒适地入睡，有利于睡眠。

1. 晚间护理的目的

①保持环境安静、整洁，创造良好的夜间睡眠条件。
②使老年人干净舒适，预防并发症。
③进行良好的沟通，满足老年人的身心需要。

2. 晚间护理的内容

①根据老年人的个人情况，协助老年人进行排便、口腔护理或协助其漱口。
②协助老年人洗脸、手、脚。
③协助老年人采取舒适卧位睡觉，并检查其全身皮肤受压情况。
④整理床铺，盖好被子。
⑤关闭大灯，开启地灯，避免强光和噪声。

任务二 身体清洁

老年人在日常生活中要注意保持身体的清洁，老年人的皮肤要保持干净舒适，避免疾病的发生。

案例讨论

王奶奶，80岁，有冠心病史10年，身体虚弱，卧床不起已3周，意识清醒，四肢活动度尚可，能够用语言进行交流。请问你应该如何为王奶奶进行身体清洁？

一、衣着卫生

老年人因为身体机能的下降，动作迟缓；因为中枢调节功能降低，对寒冷的抵抗力和适应力下降。因此，老年人的服装应选择合身或稍宽大的衣物，方便穿脱。衣服要保持干燥清洁，注意下肢的保暖，根据季节的变化，随时增减衣物。

二、头发清洁

洗头发可以去除老年人的头皮屑、头垢等污物，可以保持老年人头发的整洁。老年人洗头发不要过于频繁，建议每周洗头发1~2次，水温40~45℃为宜。洗发剂选用温和无刺激的较好。梳头可按摩头皮，还可促进头皮血液循环，使老年人保持愉悦的心情，焕发活力。

1. 梳头

梳头可以及时清除头皮屑和灰尘，还有一定的保健作用。老年人晨起时，头发凌乱，需要进行梳理。正确的做法：安置老年人于合适的体位，干毛巾围于老年人颈肩部，对卧床老年人，干毛巾则需铺于枕上。散开头发，一手压住发根，一手持梳子从发根梳到发梢 [图2-2（a）]。长发打结者，先从发梢至发根逐步梳理顺畅后再从发根到发梢梳理头发 [图2-2（b）]。卧床老年人可先梳一侧，再梳另外一侧，按老年人喜好及习惯梳理发型。梳头时，不可用力过猛，更不可硬拉。梳理完毕，安置老年人于舒适体位，整理用物。

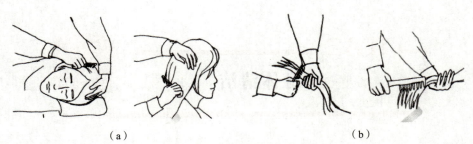

图 2-2　为老年人梳头示范
（a）为老年人梳头；（b）头发打结从发梢到发根进行梳理

知识链接

头发的主要成分是角蛋白，含有多种氨基酸及几十种微量元素，若缺铁和蛋白质时，头发就会变黄及分叉；缺植物油、维生素 A、蛋白质和碘时，头发会发干、无光泽及容易折断；缺维生素 B 群时，会出现皮炎及头发脱落现象。所以应多食下列食物：

（1）宜多食含有含硫蛋白的食物：鸡蛋、牛奶、瘦肉、豆类、鱼贝、酵母等。

（2）宜多食蔬菜、水果，内含有多种构成发质所必需的微量元素。

（3）宜多食维生素 B_6、维生素 E，维生素 B_6 及维生素 E 有预防白发和促进头发生长的作用，含维生素 B_6 及维生素 E 的食物有麦片、花生、豆类、香蕉、酵母、蜂蜜、蛋类及猪肝等。

对头发生长最有益的 4 种食物

1. 三文鱼

三文鱼中的蛋白质和维生素 D 都有益于增强发质，三文鱼中的欧米伽 3 脂肪酸对头发的重要性犹如水对人体的重要性。该脂肪酸有益头皮细胞健康，可防止头皮、头发干燥。

2. 核桃

核桃是富含欧米伽 3 脂肪酸的坚果。其中丰富的维生素 H 和维生素 E 有助于保护细胞 DNA 免受损伤，可保持头发光泽靓丽。

3. 牡蛎

牡蛎中含有大量的锌，有助于调节人体内的雄激素。雄激素水平偏低容易导致掉发、头发生长缓慢和头皮屑增多等问题。富含锌的食物还有螃蟹、蛤蜊、瘦牛肉等。

4. 鸡蛋

鸡蛋除了富含有益头发生长和头皮健康的维生素 H 外，还含有大量蛋白质以及锌、硒、硫和铁等 4 种关键微量元素。其中铁尤为重要，有助于给发囊提供更多的血氧，促进头发生长。除了鸡蛋之外，多吃瘦猪肉和牛肉等也有助于补铁。

2. 洗头

（1）坐位洗头

护理员准备好毛巾、洗发水、梳子、水盆、暖瓶、座椅、水壶（装40~45℃的温水）等用物，在与老年人沟通后，搀扶老年人坐在水盆前，将毛巾围于老年人胸前和颈肩部，松开老年人的头发，叮嘱老年人双手扶稳盆沿、闭眼，一手托住老年人前额，另一手用热水淋湿其头发，涂抹洗发水，揉搓头发并用指腹按摩头皮，然后用干净的热水冲净头发，用胸前毛巾擦净老年人面部及头发，将头发梳理整齐，用吹风机吹干头发，搀扶老年人回床休息。老年人坐位洗头方法如图2-3所示。

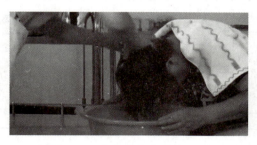

图2-3 老年人坐位洗头方法

（2）床上洗头

对长期卧床或者生活无法自理的老年人来说，维持身体清洁是非常重要的，不一定要天天洗澡，但是每周洗头2~3次却是很有必要的。对出汗较多或头发上沾有各种污渍的老年人，应酌情增加洗头次数。有条件者，可使用充气式洗头盆［图2-4（a）］、仰卧洗头盆［图2-4（b）］或洗头车［图2-4（c）］。

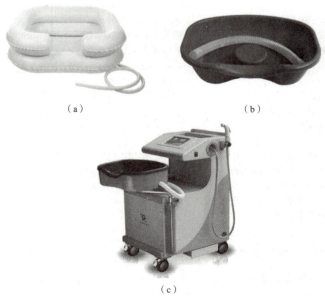

图2-4 老年人洗头辅助工具

（a）充气式洗头盆；（b）仰卧洗头盆；（c）洗头车

（3）床上洗头的操作目的

①去除头皮屑及污物，保持头发清洁，减少感染的可能。

②按摩头皮，刺激头部血液循环，促进头发的生长和代谢。

③保证老年人舒适，促进老年人身心健康。

（4）床上洗头的操作流程

任务情景

张奶奶，82岁，退休干部，3年前因脑出血瘫痪在床，自理能力完全丧失，意识清楚，沟通良好，需在床上洗头，请护理员按正确的方式进行操作。

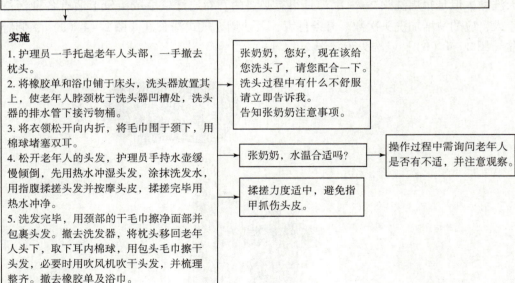

项目二　老年人清洁卫生

> **注意事项**
> （1）洗发过程中注意使老年人保持舒适体位，防止水流入耳朵和眼睛，避免打湿衣物和床铺。
> （2）注意控制室温和水温，及时擦干头发，防止老年人着凉。
> （3）洗发时间不宜过久，减少老年人的不适和疲劳。
> （4）洗发过程中，应注意观察和询问老年人的情况，以便及时调整。

> **知识链接**
> 1. 马蹄形垫床上洗头法
> 协助老年人采取仰卧位，上半身斜向床边，将枕头垫于肩下。置马蹄形垫于老年人后颈下，使颈部枕于马蹄形垫的突起处，头部置于水槽中。马蹄形垫下端置于脸盆或污水桶中。
> 2. 扣杯式床上洗头法
> 协助老年人采取仰卧位，枕头垫于肩下。铺橡胶单和浴巾于头部位置。取一个脸盆，盆底放一条毛巾，倒扣瓷杯于盆底，杯上垫折四折外裹防水薄膜的毛巾。将老年人头部枕于毛巾上，脸盆内置一根橡胶管，下接污水桶。
> 3. 洗头车床上洗头法
> 协助老年人采取仰卧位，上半身斜向床边，头部枕于洗头车的头托上，将接水盘置于老年人头下。

三、口腔清洁

口腔清洁是日常生活中的习惯性行为。老年人，特别是不能自理或长期卧床的老年人，由于牙齿脱落，咀嚼与吞咽功能减弱，口腔抵抗力下降，适宜的温度和湿度，又为病菌提供了良好条件，致使各种大量致病细菌滋生。因此，容易造成龋齿（蛀牙）、牙龈炎、牙龈萎缩、牙周病、牙槽骨吸收等口腔疾病。久而久之，将导致牙齿疼痛、松动脱落等情况。许多老年人佩戴义齿，但是若未正确进行清洁和存放，也容易造成口腔疾患。日常正确的口腔清洁方法就显得尤为重要。

1. 漱口

漱口适用于可以自理或上肢功能良好的半自理老年人。经常漱口可减少口臭，减少食物残渣在口腔中的残留，残渣被冲洗出口腔，也在根源上破坏了酸性细菌滋生的条件，对保护牙齿、防止龋齿的产生大有裨益。

老年人的牙齿对冷、热等刺激敏感，刷牙、漱口时应尽量用温开水，以减少不适。漱口时应以"鼓漱"方法为宜，即口含漱口水，闭紧嘴唇，用一定力量鼓起颊部漱口，使漱口水在牙缝中来回流动、冲洗,便于彻底清除牙齿周围及口腔各部位的食物残渣。

2. 刷牙

刷牙适用于可以自理或上肢功能良好的半自理老年人。老年人应该坚持每天早晚用温水刷牙,临睡前刷牙比早上起来后刷牙更为重要。在牙刷的选择上,可以选择软硬度适中的牙刷,尽量选择刷头小、长度短,可以在口内灵活转动,能刷到所有牙齿表面的牙刷。

正确的刷牙方法:上牙从上往下刷[图2-5(a)、(b)],下牙从下往上刷,刷洗牙齿内侧面图[图2-6(a)、(b)、(c)],左右刷上下牙咬合面(图2-7),刷牙时间不应少于3分钟,刷牙完毕含水漱口,用毛巾擦干水渍,必要时涂抹润唇膏。

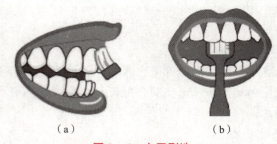

(a)　　　　　　　　　　(b)

图2-5　上牙刷洗

(a)上牙从上往下刷;(b)刷上牙前腭

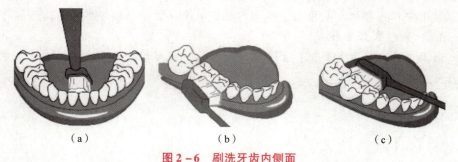

(a)　　　　　　(b)　　　　　　(c)

图2-6　刷洗牙齿内侧面

(a)刷下前牙舌侧;(b)刷上下后牙颊侧;(c)刷上下后牙舌侧

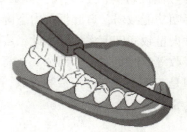

图2-7　刷上下牙咬合面

3. 口腔护理

卧床不能自理或有意识障碍的老年人需要护理员协助其做好口腔清洁,可采用棉棒擦拭法。

(1) 口腔护理的操作目的
①保持口腔清洁，预防感染等并发症。
②观察口腔内的变化，提供病情变化的信息。
③保证老年人舒适。
(2) 口腔护理的操作流程

任务情景
陈奶奶，72岁，3年前因脑出血瘫痪在床，自理能力完全丧失，需进行口腔清洁，请护理员按正确的方式进行操作。

操作流程	沟通（案例）	要点说明
评估 评估老年人身体状况、疾病情况。	陈奶奶，您好，我是您的护理员小王。为了您的牙齿健康，现在需要为您进行口腔清洁。您需要排便吗？我现在去准备用物，请您稍等。	1. 护理员解释操作的目的、注意事项，取得老年人配合。 2. 按需要给予便器。
准备 1. 环境：整洁，调节好室温。 2. 老年人：平卧于床。 3. 护理员：衣帽整洁，洗手。 4. 用物：漱口杯1个、吸管1根、大棉棒1包、毛巾1条、弯盘1个，必要时备润唇膏1支。		
实施 1. 老年人取平卧位，床头略抬高，头转向护理员一侧或取侧卧位面向护理员。 2. 在老年人颌下和颈前垫好毛巾，避免污染衣被，弯盘放置在老年人口角旁（图2-8）。 3. 协助老年人用吸管吸一口漱口水，漱口后吐出。 4. 用大棉棒蘸适量漱口水擦洗，擦洗顺序如下： （1）擦拭口唇。 （2）擦拭牙齿外侧面（由内向外纵向擦拭至门齿）。 （3）擦拭牙齿内侧面、咬合面。 （4）轻轻按压牙龈。 （5）擦拭两侧颊部。 （6）擦拭上颚—舌面—舌下。 5. 检查口腔是否擦拭干净。 6. 用毛巾擦拭老年人口角水渍。 7. 必要时涂润唇膏。	每次取一根棉棒蘸适量漱口水擦拭口腔的一个部位。 叮嘱老年人咬合牙齿。 叮嘱老年人张开口腔。 叮嘱老年人再次张开口腔。	操作过程中需询问老年人是否有不适，并注意观察。
整理 撤去用物，整理床单位。	陈奶奶，口腔清洁结束了，您好好休息吧。如果需要帮助，请务必告诉我们，我们会及时来看您的。	

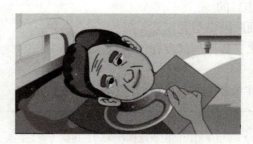

图 2-8 弯盘放置在老年人口角旁

(1) 大棉棒蘸水不要过多,要在杯壁上轻轻挤压,以免水进入气管引起呛咳。
(2) 一个棉棒只能用一次,未擦干净的部位,应更换棉棒重新擦洗。
(3) 有意识障碍的老年人不能漱口,避免呛咳窒息。
(4) 擦拭上颚和舌面时,位置不可太靠近咽部,以免引起恶心。

4. 义齿的清洁

义齿是牙齿脱落或拔除后镶补的假牙。义齿可分为固定义齿、全口义齿、可摘局部义齿(图 2-9)和种植义齿。老年人常因各种牙病或因机体老化造成牙齿脱落,需要借助假牙来咀嚼食物。所以,应加强义齿的清洁护理,这不仅可以防止口腔感染,同时还可以延长义齿的使用期限。

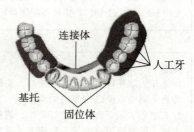

图 2-9 可摘局部义齿

(1) 义齿的摘取和佩戴方法
①应在每次进食后及晚睡前取下并清洗义齿。
②摘取、佩戴义齿时,均不可用力太猛,以免造成义齿卡环的折断、变形,同时用力太猛易损伤牙龈。
③上下均有义齿时,摘取时先摘上面义齿,再摘下面义齿,佩戴时先戴下面义齿,后戴上面义齿。

(2) 义齿清洗、存放原则
①应在流动清水下刷洗义齿。
②用义齿专用清洗液浸泡、清洗义齿,可消除义齿牙缝、牙面的牙垢,减少牙菌斑附着,再用清水冲净。
③不能用热水、酒精、消毒液浸泡义齿,以免造成义齿变形;不能用刷毛坚硬的刷子刷义齿,否则易损伤义齿表面结构。
④义齿应放在干净的冷水杯中保存。

（3）义齿护理的操作流程

任务情景

付奶奶，75岁，1年前因左边上牙有几颗牙齿脱落，装上了可摘取式义齿。平时佩戴义齿进食，请护理员按正确的方式为老人进行义齿护理。

操作流程	沟通（案例）	要点说明
评估 评估老年人身体状况。	付奶奶，您好，我是您的护理员小王。为了您的口腔健康，现在需要为您进行义齿护理。我现在去准备用物，请您稍等。	护理员解释操作的目的、注意事项，取得老年人配合。

准备
1. 环境：整洁，调节好室温。
2. 老年人：平卧于床。
3. 护理员：衣帽整洁，洗手，必要时戴口罩。
4. 用物：牙刷1把、水杯1个、吸管1根、纱布数块、义齿清洁片、毛巾1块、手套、弯盘1个、杯子或义齿专用盒。

实施
1. 协助老年人采取舒适位，将小毛巾垫于老年人颌下，检查口角是否干裂。
2. 护理员一手垫纱布轻轻向下方拉动义齿基托，将义齿取下，取下后放置在弯盘中。
3. 协助老年人用温水漱口，用毛巾为老年人擦净水渍，协助老年人采取舒适体位。
4. 护理员一手垫纱布捏住义齿，一手取少量的牙膏置于牙刷上，刷洗义齿（刷洗方法和刷牙方法一致，注意义齿贴合面凹凸处），并用流动的水冲洗干净。
5. 刷好的义齿放置在水杯中或义齿的专用盒内，内盛冷水，水面没过义齿。根据老年人的喜好，放义齿清洁片。

→ 叮嘱老年人张开口腔。 → 上下均有义齿时，先摘取上方，再摘取下方。

→ 次日要将浸泡后的义齿用牙刷刷去浮垢，冲洗干净后协助老年人佩戴。

整理
撤去用物，整理床单。

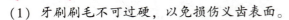

（1）牙刷刷毛不可过硬，以免损伤义齿表面。
（2）义齿各面在刷洗干净后放在冷水中备用，不可浸泡在乙醇或开水中。
（3）为老年人佩戴义齿前，先检查义齿是否变形或有裂痕。

四、皮肤清洁

皮肤是人体的最大器官，具有调温、分泌、吸收、代谢、感觉及排泄等功能，是天然的保护屏障。老年人的感官系统、免疫系统以及机体反应能力均有不同程度的下降，所以要及时观察老年人的皮肤状况，做好老年人的皮肤清洁。

1. 皮肤评估

皮肤状况可反映个体的健康状态。健康的皮肤温暖、光滑、柔嫩、不干燥、不油腻，且无发红、破损、肿块和其他疾病征象。护理员可通过视诊和触诊评估老年人的皮肤状况。定期为老年人洗澡、温水擦浴，保持皮肤清洁。涂抹温和、无刺激的护肤品，如甘油、润肤油等，保持皮肤的舒适。

2. 皮肤清洁方式

（1）淋浴和盆浴

自理能力尚好的老年人可采用淋浴或盆浴的方式进行皮肤清洁。根据老年人的需要和身体情况选择适当的沐浴方式，确定沐浴时间和沐浴频率，并根据老年人的自理能力适当予以协助。

皮肤清洁的目的，一是去除皮肤污垢，保持皮肤清洁，促进老年人身心舒适，增进老年人身体健康；二是促进皮肤血液循环，增强皮肤排泄功能，预防感染和压疮等并发症发生；三是促进老年人身体放松，增加老年人的活动机会。

淋浴时老年人可坐在洗澡椅（图2-10）上或站立，淋浴时间为15~20分钟，过程中防止滑倒、着凉，注意观察老年人的反应，发现有异常，如脸色苍白或发绀，老年人主诉有头晕、眼花、恶心等症状，应立即扶其到通风处平卧休息、喝水。

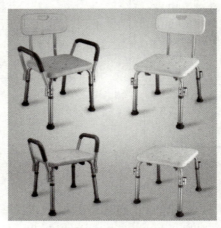

图2-10　洗澡椅

项目二　老年人清洁卫生

(2) 协助老年人沐浴的操作流程

任务情景
王奶奶，70岁，退休干部，自理能力尚可，1年前入住养老机构，她已经有4天未洗澡了，请护理员协助王奶奶进行身体清洁。

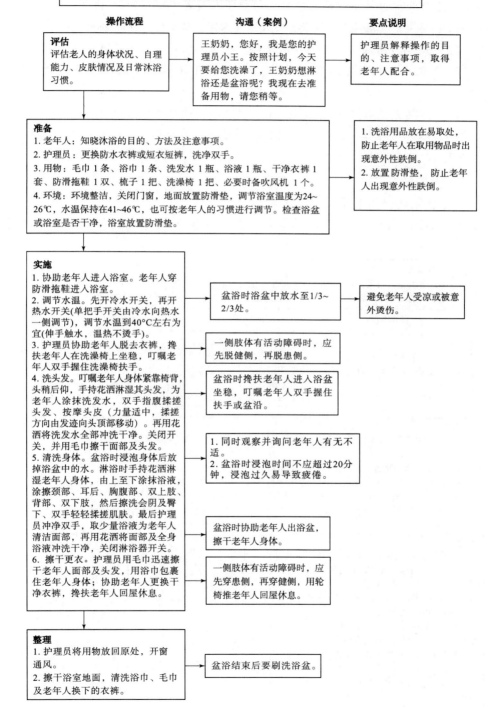

操作流程	沟通（案例）	要点说明
评估 评估老人的身体状况、自理能力、皮肤情况及日常沐浴习惯。	王奶奶，您好，我是您的护理员小王。按照计划，今天要给您洗澡了，王奶奶想淋浴还是盆浴呢？我现在去准备用物，请您稍等。	护理员解释操作的目的、注意事项，取得老年人配合。
准备 1. 老年人：知晓沐浴的目的、方法及注意事项。 2. 护理员：更换防水衣裤或短衣短裤，洗净双手。 3. 用物：毛巾1条、浴巾1条、洗发水1瓶、浴液1瓶、干净衣裤1套、防滑拖鞋1双、梳子1把、洗澡椅1把，必要时备吹风机1个。 4. 环境：环境整洁，关闭门窗，地面放置防滑垫，调节浴室温度为24~26℃，水温保持在41~46℃，也可按老年人的习惯进行调节。检查浴盆或浴室是否干净，浴室放置防滑垫。		1. 洗浴用品放在易取处，防止老年人在取用物品时出现意外性跌倒。 2. 放置防滑垫，防止老年人出现意外性跌倒。
实施 1. 协助老年人进入浴室。老年人穿防滑拖鞋进入浴室。 2. 调节水温。先开冷水开关，再开热水开关(单把手开关由冷水向热水一侧调节)，调节水温到40℃左右为宜(伸手触水，温热不烫手)。 3. 护理员协助老年人脱去衣裤，搀扶老年人在洗澡椅上坐稳，叮嘱老年人双手握住洗澡椅扶手。 4. 洗头发。叮嘱老年人身体紧靠椅背，头稍后仰，手持花洒淋湿其头发，为老年人涂抹洗发水，双手指腹揉搓头发、按摩头皮（力量适中，揉搓方向由发迹向头顶部移动）。再用花洒将洗发水全部冲洗干净。关闭开关，并用毛巾擦干面部及头发。 5. 清洗身体。盆浴时浸泡身体后放掉浴盆中的水。淋浴时手持花洒淋湿老年人身体，由上至下涂抹浴液，涂擦颈部、耳后、胸腹部、双上肢、背部、双下肢，然后擦洗会阴及臂下、双手轻轻揉搓肌肤。最后护理员冲净双手，取少量浴液为老年人清洁面部，再用花洒将面部及全身浴液冲洗干净，关闭淋浴器开关。 6. 擦干更衣。护理员用毛巾迅速擦干老年人面部及头发，用浴巾包裹住老年人身体；协助老年人更换干净衣裤，搀扶老年人回屋休息。	盆浴时浴盆中放水至1/3~2/3处。 一侧肢体有活动障碍时，应先脱健侧，再脱患侧。 盆浴时搀扶老年人进入浴盆坐稳，叮嘱老年人双手握住扶手或盆沿。 1. 同时观察并询问老年人有无不适。 2. 盆浴时浸泡时间不应超过20分钟，浸泡过久易导致疲倦。 盆浴时协助老年人出浴盆，擦干老年人身体。 一侧肢体有活动障碍时，应先穿患侧，再穿健侧，用轮椅推老年人回屋休息。	避免老年人受凉或被意外烫伤。
整理 1. 护理员将用物放回原处，开窗通风。 2. 擦干浴室地面，清洗浴巾、毛巾及老年人换下的衣裤。	盆浴结束后要刷洗浴盆。	

21

(1) 老年人身体状况较好，要求单独洗浴时，浴室不要锁门，可在门外把手上悬挂示意标牌。护理员应经常询问老年人是否需要帮助。

(2) 浴室地面应放置防滑垫，叮嘱老年人穿着防滑拖鞋，以防滑倒。

(3) 先调节水温再协助老年人洗浴。调节水温时，先开冷水后开热水。

(4) 老年人沐浴时间不可过长，水温不可过高，以免产生头晕等不适症状。

(5) 沐浴应安排在老年人进食1小时之后，以免影响消化吸收。

(6) 在沐浴过程中，随时询问和观察老年人的反应，如有不适，应迅速结束操作，并告知专业医护人员。

(3) 床上擦浴的操作流程

床上擦浴适用于长期卧床、活动受限、有重症疾病及身体衰弱无法自行沐浴的老年人。

任务情景

张奶奶，82岁，退休干部，3年前因脑出血瘫痪在床，自理能力完全丧失，意识清楚，沟通良好。张奶奶已经5天没擦拭过身体了，请护理员帮助张奶奶进行床上擦浴。

操作流程	沟通（案例）	要点说明
评估 评估老年人的年龄、意识、自理能力、心理状态、配合程度、皮肤情况。	张奶奶，您好，我是您的护理员小王。按照计划，今天要给您进行床上擦浴，现在给您擦拭身体好吗？您是否需要我协助您上厕所呢？我现在去准备用物，请您稍等。	1. 护理员解释操作的目的、注意事项，取得老年人配合。 2. 按需要给予便器。
准备 1. 环境：环境整洁，调节室温为24~26℃，关好门窗，拉上窗帘或使用屏风遮挡。 2. 老年人：平卧于床。 3. 护理员：衣帽整洁，修剪指甲，洗手，戴口罩。 4. 用物：脸盆3个（身体、臀部、脚）、毛巾3条（身体、臀部、脚）、方毛巾1条、浴巾1条、浴液1瓶、橡胶单1块、干净衣裤1套、暖瓶1个、污水桶1个、橡胶手套1副。必要时备屏风等。		
实施 1. 备齐用物携至床旁（多人同住一室时，用屏风遮挡）。在脸盆内盛装40~45℃的温水，协助老年人脱去衣裤，盖好被子。 2. 擦洗面部。将浴巾覆盖在枕巾及胸前被子上。 （1）擦洗眼睛。护理员将方毛巾浸湿后拧干，横向对折再纵向对折。用对折后的小毛巾的四个角分别擦洗双眼的内眦角和外眦角。方毛巾包裹在手上。包裹方法：方毛巾的左右两边绕开拇指折向手心，前端下垂部分对齐折向手掌，并披于掌根毛巾边缘内（图2-11）。涂上浴液进行擦拭。	张奶奶，您好，现在给您擦浴，请您配合一下，擦浴过程中如果不舒服请立即告诉我。 注意擦净耳廓、耳后及皮肤褶皱处。	取舒适体位确保老年人舒适，同时避免护理员身体过度伸展，减少肌肉紧张和疲劳。 1. 由于皮肤褶皱处潮湿、分泌物聚集，容易刺激皮肤，并导致皮肤破损，因此应注意擦拭皮肤褶皱处（如腋窝、脐部、腹股沟和女性胸部下垂部位）。 2. 擦洗过程中应保持浴巾盖于患者腹部，保护老年人隐私并避免老年人着凉。

（2）擦洗额部。额部由额中间分别向左再向右擦洗。
（3）擦洗鼻部。由鼻根擦向鼻尖。
（4）擦洗面颊。由鼻翼一侧向下至鼻唇部横向擦拭，沿一侧唇角向下，再横向擦拭下颌，顺向斜上方擦拭颊部，用同样方法擦拭另一侧。
（5）擦洗颈部。由中间分别向左再向右擦洗。

3.擦拭手臂。先擦近侧手臂，由前臂向上臂擦拭，注意保暖，用同样方法擦拭另一侧。

4.擦拭胸部。护理员将老年人盖被向下折叠暴露胸部，用浴巾遮盖胸部。洗净方毛巾包裹在手上，涂上浴液，打开浴巾由上向下擦拭胸部及两侧，擦拭后用浴巾遮盖，洗净方毛巾，用同样方法擦净胸部浴液，再用浴巾擦干胸部湿气。

5.擦拭腹部。护理员需将老年人盖被向下折至大腿上部，用浴巾遮盖胸腹部，将浸湿的小毛巾包裹在手上，分别用浴液、清水顺时针螺旋形擦拭腹部及两侧腰部。护理员在擦洗时可随时掀开与遮盖浴巾。

> 操作过程中，边擦拭边观察和询问老年人有无不适，并随时添加热水保持水温适宜和更换清水。

6.擦拭背臀部。护理员协助老年人翻身侧卧，背部朝向护理员，将背部一侧被子向上折，让背部及臀部暴露在外。浴巾铺在背臀部下，向上反折遮盖。浸湿小毛巾包裹在手上，分别用浴液、清水由腰骶部沿脊柱螺旋向上至肩部，再螺旋向下擦洗背部一侧，用同样方法擦洗另一侧。分别以环形擦洗臀部，并用浴巾擦干。

7.擦洗下肢。护理员协助老年人采取平卧位，暴露一侧下肢，浴巾半铺半盖，护理员一手被潮湿的小毛巾包裹，另一手扶住下肢的踝部呈屈膝状，分别用浴液、清水从小腿向大腿方向擦洗，并用浴巾擦干，用同样方法擦洗另一侧下肢。

8.清洗足部。护理员将老年人被子的被围向上折，取一软枕放在老年人膝下，将橡胶单和浴巾铺于足下，水盆放在浴巾上，将老年人一只脚浸于水中，用小毛巾清洗各部位，注意清洗脚趾缝，洗后放在浴巾上，用同样的方法擦洗另一侧，撤去水盆，用浴巾擦干双足。

> 1.护理员更换水盆、毛巾。将40~45℃的温水盛装至水盆1/2处。
> 2.确保足部接触盆底，以保持稳定。
> 3.浸泡可软化角质层。

9.清洗会阴。护理员一手托起老年人臀部，一手铺橡胶单和浴巾，戴好橡胶手套，将专用毛巾浸湿拧干。
老年女性：擦洗由阴部向下至尿道口、阴道口、肛门，边擦洗边转动毛巾，投洗毛巾分别擦洗两侧腹股沟部位。
老年男性：擦洗由尿道外口、阴茎、阴囊、腹股沟和肛门。随时投洗毛巾。清洗至无异味。

> 护理员需更换成专用水盆、专用毛巾。将40~45℃的温水盛装至水盆。

10.撤去橡胶单和浴巾，协助老年人更换干净衣裤。为老年人盖好被子，开窗通风。

整理
整理用物，放回原处，刷洗水盆，擦干地面水渍，清洗浴巾、毛巾及老年人更换下的衣裤。

> 擦浴结束了，您好好休息吧。如果需要帮助，请务必告诉我们，我们会及时来看您的。

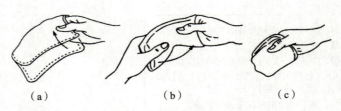

图 2-11 包毛巾法

(a) 方毛巾的左右两边绕开拇指折向手心；(b) 毛巾下垂部分对齐折向手掌；
(c) 掖于掌根毛巾边缘内

(1) 注意保护老年人隐私，维护老年人自尊，尽可能减少暴露。
(2) 注意随时更换温水，注意保持水温。
(3) 操作时动作要敏捷、轻柔，减少翻动次数。
(4) 擦浴过程中应注意观察老年人的病情变化及皮肤情况，如出现寒颤、面色苍白、心动过速等征象，立即停止擦浴，采取保暖措施，并通知专业医护人员。

(4) 为老年人翻身预防压疮

老年人压疮是机体局部组织长时间受压，血液循环障碍，局部持续缺血、缺氧、营养不良而致的软组织溃烂和坏死，压疮不仅发生在卧床的老年人身上，还发生在长期处于坐位的老年人身上。

预防压疮的关键在于消除诱发因素，应做到"六勤"：勤观察、勤翻身、勤按摩、勤擦洗、勤整理、勤更换。

(5) 为老年人翻身预防压疮的操作流程

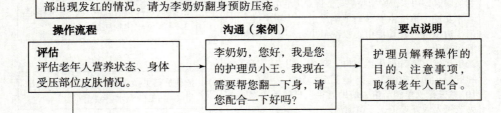

项目二　老年人清洁卫生

实施
1. 护理员将手伸进被子内,轻握老年人右侧手臂放于近侧枕边,左侧手臂放于胸前。
2. 在被子内将左侧下肢搭在右侧下肢上,双手分别扶住老年人的肩和髋部向近右侧翻转,呈侧卧位。
3. 双手环抱住老年人的臀部移至床中线位置。
4. 在老年人颈肩部垫小号软枕,在老年人胸前置大号软枕,左侧手臂手心向下搭于中号软枕上,左侧小腿中部垫软枕,保持体位稳定舒适。
5. 掀开老年人背部的被子,检查背臀部皮肤情况。
6. 护理员用温热毛巾分别从上向下螺旋式擦拭老年人双侧背臀部、拉平上衣,用软枕支垫背部,盖好被子。

整理
整理床铺,加装床护栏。

记录
1. 护理员洗手。
2. 记录翻身时间、体位、皮肤情况。
3. 发现异常及时报告。

注意事项

（1）翻身时将老年人抬起,避免拖、拉、推,以免挫伤老年人皮肤。
（2）卧床老年人,一般情况下每2小时翻身一次,必要时每1小时翻身一次。
（3）记录准确、全面。

知识链接

压疮的处理和预防

1. 压疮的好发部位是哪里？

压疮的好发部位有其特点,主要好发于受压处和缺乏脂肪组织保护处及无肌肉包裹处或肌层较薄的骨隆突处,且与体位有关。

经常仰卧的老年人,压疮的好发部位在枕部、肩胛部、肘部、骶尾部、足跟部。

经常侧卧的老年人,压疮的好发部位在耳部、肩峰、肋部、髋部、膝关节的内外侧、内外踝部。

经常俯卧的老年人,压疮的好发部位在面颊、耳廓、肩缝、胸部（女性）、生殖器（男性）、膝部、足趾。

经常处于坐位的老年人，压疮的好发部位在坐骨结节处。

2. 什么样的人易产生压疮？

肢体活动不方便、长期卧床、意识不清、大小便失禁、体力衰弱、营养不良、糖尿病、心血管疾病、贫血者等，只要稍有疏忽就易产生压疮。

3. 产生压疮的常见原因有哪些？

（1）无法自行活动或身体没有知觉，因为没有经常翻身，使皮肤受压迫时间过久，或约束及摆位的方法不正确。

（2）大小便失禁或流汗导致皮肤潮湿闷热，或因清洁皮肤时擦拭太用力造成摩擦破皮，再加上局部组织受压迫而产生压疮。

（3）长时间抬高床头，使身体重力往下滑，产生剪切力，导致皮肤组织受压和摩擦而损伤。

（4）医疗装置或管路长时间压迫皮肤造成损伤。

4. 如何预防压疮？

（1）每天检查全身皮肤、骨突处及医疗装置，包括局部有无发红、发热、肿胀、变硬及压痕。

（2）减少皮肤压力及摩擦力。

（3）坐轮椅或长时间保持坐姿者每15分钟移动或抬高臀部，每小时变换姿势。

（4）卧床病人至少每2小时翻身一次及更换一次姿势，避免长时间压迫。双腿下方放置枕头，保证足跟悬空不受压；侧卧时可将枕头置于两腿间。

（5）视情况建议使用特殊的减压椅、床垫，如防压疮坐垫［图2-12（a）］、防压疮充气床垫［图2-12（b）］等，但仍需要每2小时翻身一次及更换一次姿势。

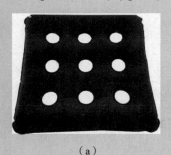
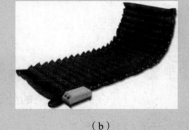

（a） （b）

图2-12 特殊的减压椅、床

(a) 防压疮坐垫；(b) 防压疮充气床垫

（6）平躺时床头尽量低于30°并稍微摇高床尾，以减少身体因重力下滑产生剪切力，而造成臀部及尾骶骨皮肤的损伤。

（7）保持皮肤的清洁干爽与完整，避免皮肤因受到汗水、大小便浸泡而受损。清洁皮肤时建议使用中性或弱酸性清洁剂，勿使用摩擦的方式来清洁皮肤，可以按压拭净。

（8）使用润肤乳滋润皮肤并预防皮肤干燥与受损。

（9）摄取足够的营养，保证充足的热量与均衡的饮食。

项目二 老年人清洁卫生

任务三 老年人仪容仪表整理

案例讨论

1931年出生的美国女模特卡门·德尔·奥利菲斯在15岁时首次成为《时装》杂志封面人物，80岁依然活跃在时尚圈，以优雅和美丽演绎T台"不老传说"。当她满头银发、风姿绰约地走在似乎专属年轻人的T台上时，60多年沉淀的风华光芒四射，远胜青春靓丽的后辈。因此，她依然是不少大品牌的宠儿，爱马仕邀她代言新品，迪奥请她助阵，劳力士聘她拍摄广告……

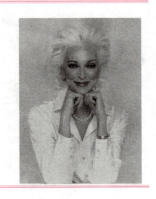

一、仪容仪表的概念

仪容，通常是指人的外观、外貌。仪表，则是指人的形体、姿势与服饰。仪容仪表是人的容貌、形体、姿势、服饰等的集中体现。在人际交往中，每个人的仪容仪表都会引起交往对象的特别关注，并影响对方对自己的整体评价。老年人对仪容仪表方面尤其注重，良好的仪容仪表有利于老年人受到他人尊重，保持良好的心理状态。

老年人的仪容仪表整理通常包括剃胡须、修剪指（趾）甲、修饰仪容仪表、口腔清洁、头发梳理、保持良好心态等内容。

二、为老年人整理仪容仪表

1. 修剪指（趾）甲

对于有自理能力的老年人，鼓励其自行修剪指（趾）甲，但对于视物不清、无自理能力或者卧床等不能自行修剪指（趾）甲的老年人，护理员应协助其进行操作。

为了保持老年人指（趾）甲的整洁美观，避免过长，应至少每两周修剪一次指（趾）甲。修剪指（趾）甲时，应保证光线充足，尽量选择剪指刀［图2-13（a）］以维护安全。修剪指（趾）甲长度与指端平齐或稍短一些为宜，应小心操作，避免损伤皮肤。修剪完毕后，需用指甲锉［图2-13（b）］逐一修理、锉平指（趾）甲边缘毛刺。在日常修剪指（趾）甲时发现老年人指（趾）甲较硬时，可用温热毛巾包裹片刻，或在温水中浸泡15～20分钟后再修剪。

2. 剃胡须

老年男士晨起清洁面部后应对其进行剃须。鼓励有自理能力的老年人自行剃胡须，不能自行操作的老年人，护理员应该协助其进行操作。操作前可先涂胡须膏软化胡须5～10分钟。护理员在剃须时，应一手绷紧皮肤，一手打开电动剃须刀（图2-14），以从左至右、从上到下的顺序剃须，剃须完毕，用毛巾擦拭剃须部位，检查是否刮净，有无遗漏部位，再涂抹润肤油。操作结束后，及时清理剃须刀，以免细菌滋生。

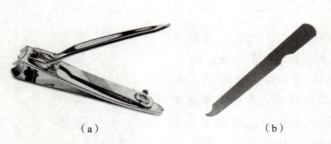
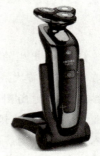

（a） （b）

图2-13　剪指刀　　　　　　　　　　　图2-14　电动剃须刀
（a）安全型剪指刀；（b）指甲锉

知识链接

老年人的服饰搭配

1. 搭配原则

（1）个性原则

个性原则指社交场所树立个人形象的要求。人人都希望自己可以以一个独立的人被社会接纳与认可，而服饰服装可以帮助你达到这个目的。老年服装搭配，要使服装富有个性应留意两个问题，一是不要盲目赶时髦，最时髦的往往是最没有生命力的；二是穿出本身的个性。俗话说，世间没有两片全部相同的叶子，一样米养百样人。不同的人因为性格、职业、文化素养等不同，自然就会有不同的气质，故服饰选择应契合个人气质要求。既要契合个人气质，同时又要借助服饰凸显个性气质。为此，必须深刻认识自我，让服装尽显本身的个性风度。服饰的个性原则，归根到底也是一个美的原则，服饰搭配技巧美的生命力就在于掩盖人们的缺点，凸显人们的优点。

（2）整洁原则

老年人服装搭配要遵循整洁原则，整洁原则指整齐干净的原则，这是服装搭配最基础的原则。一个穿戴整洁的人总能给人积极向上的感觉，让人觉得他们是受欢迎的，而一个穿戴破烂肮脏的人给人的感觉总是消极颓废的。在社交场所，人们往往通过衣着是否整洁大方来判定对方对交往是否重视，是否文明有涵养等。整洁原则并不意味着穿戴得高档时髦，而是只要保持服饰干净得体、全身整齐便可。

(3) 和谐原则

和谐原则指协调得体的原则，有两层含义，一是指着装应与自身体型相和谐，二是指着装应与季节相契合。服饰原本是一种艺术，能遮盖体型的某些不足。借助服饰，就能创造出一种有美妙身材的错觉。

2. 色彩搭配

(1) 色彩的统一

在夏季，老年人无论男女，穿一身素色的衣裤或素色衣裙，脚着白色皮鞋，手拎白色皮包；在冬季，穿一身黑色大衣、西裤、黑色皮鞋、皮包。这样全身统一的颜色，都会显得很素雅、别致。这是整体色彩统一的方法之一。

(2) 色彩的协调和呼应

如果老年男士身穿一套深灰色的西装（图2-15），配上黑色的皮带、皮鞋，内穿白色衬衣，佩戴黑白条纹或图案简单的领带，这种色彩的搭配和谐统一。老年女士上身穿着银白色毛衣，下身穿着深灰色裤子、黑色皮鞋，这样以色彩的深浅对比方式搭配的服饰也很和谐、呼应，显得老年人明朗、稳重。

(3) 色彩的调和

夏日，老年女士可穿一些自己喜欢的花衬衣，再从上衣的色彩中选一种颜色作为下身穿的裙子或裤子的颜色。如果衬衣是白底红黑小花，那么裤子或裙子就要选择白色或是黑色。老年人一般不习惯穿红色下装，青年人仍可穿红色下装。只要上下着装的颜色能有呼应关系，那穿着的服装色彩就显得调和，穿再花哨的衣服，也是花而不俗的。

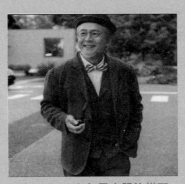

图2-15 老年男士服饰搭配

3. 老年人穿衣服的注意事项

(1) 忌领口紧

领口紧会影响心脏向头颈部运送血液，压迫颈部的颈动脉窦压力感受器，通过神经反射，引起血压下降和心跳减慢，使脑部供血不足，出现头痛、头晕、恶心、眼冒金星等症状，尤其是患有高血压、动脉硬化、冠心病、糖尿病的老年人，很容易晕倒甚至休克。

老年人生活照料

(2) 忌腰口紧

腰口紧不仅束缚腰部的骨骼和肌肉，影响这些部位的血液流通与营养供应，还会使腰痛加重。另外，过紧的腰口把腹腔里的肠子束得紧紧的，使肠子不能通过蠕动来消化食物，腰部和肠胃患有疾病的老年人更不能长期穿腰口紧的裤子。

(3) 忌袜口紧

袜口紧会使心脏有营养的血液不能顺利地往脚上流，也会使脚上含有废物的血液往心脏回流，时间长了，便会引起脚胀、脚肿、脚凉、腿脚麻木无力等症状。俗话说，养树护根，养人护脚，说的就是这个道理。

（摘自养生之道网）

任务四 床铺及个人物品清洁

干净舒适的居室环境有利于促进老年人的身心健康。因此，在老年人的日常生活中，应该帮助老年人保持居室及个人物品的干净，以维持良好的生活环境。

案例讨论

张奶奶，73岁，退休老人。自理能力尚可，但因左腿在10年前摔伤，至今行走速度偏慢。张奶奶的子女想找一家离家近、环境优美、服务质量高的养老机构，让张奶奶得到更好的护理。

一、老年人居室基本卫生要求

1. 室内冬暖夏凉，调节好温湿度

老年人居室应干燥防潮，有必要的通风、采暖、隔热等措施。通风换气，减少异味，能增加老年人生活的舒适感。居室冬季温度在18~22 ℃为宜，夏季温度在26~30 ℃为宜。室内的湿度全年保持在50%~60%为宜。

2. 光线充足、照明良好

白天充分利用自然光，晚间要有合理照明，室内要设有亮度足够的照明设备。房间应有窗帘，便于老年人午休及晚间睡眠。

3. 居室内的色彩应协调、柔和

居室内的色彩选择与搭配关系到居室空间的整体效果和装饰品位，而且可以直接影响居住者的情绪和心态。

4. 居室环境要保持整洁安静

清扫整理室内卫生时，应采用湿式清洁法。清扫地面时，扫帚应先沾湿再进行清扫，防止扬尘。清扫整理床铺时，使床单位保持平整、干燥、无渣屑。扫床时，扫床刷要套上刷套（刷套要浸泡过浓度为0.5%的含氯消毒液、拧至半干）进行清扫。一床一套，不要混用。每日都要进行清扫，每周定时进行大扫除。

5. 卫生设施齐全

卫生间靠近房间，门向外打开（便于急救），设坐式马桶，旁边要设扶手，卫生用品放在伸手可及处，卫生间及房间设呼叫器或按铃。

6. 绿化

室内外要有足够的绿化装饰与场地，如室内应有阳台，室外应有游廊或水池、花园等，让居住者能尽可能多地接近大自然。

二、床铺及个人物品的清洁

1. 床铺的清洁

①床单位（包括床单、被罩、枕套）保持整齐、干净、无异味，如被尿、便等污染时，要立即更换。

②每日都要整理床单位，保持床单位的整齐、干净，必要时每日进行扫床。

③定期对老年人的床单位进行更换、清洗，床褥定期进行日光暴晒。

2. 更换床单位的操作流程

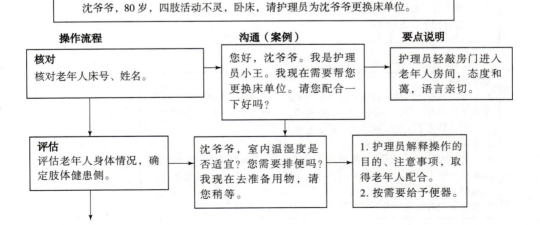

准备
1. 环境：室内整洁、温湿度适宜；关闭门窗、屏风遮挡。
2. 护理员：着装整齐，戴帽子、口罩，用七步洗手法洗净双手。
3. 老年人：平卧于床。
4. 物品：床刷和刷套1套、脸盆2个（护理车上下层各1个）、清洁床品1套。

实施
更换床单
1. 备齐用物，轻敲门，推车进入老年人房间，将车置于床尾。
2. 协助老年人翻身，呈左侧卧位。
（1）护理员站在床右侧。
（2）协助老年人翻身向对侧侧卧。
（3）盖好盖被。
3. 取出一侧旧床单。
（1）从床头至床尾松开近侧床单。
（2）将床单向上卷起直至老年人身下。
4. 扫床。
（1）右手取床刷，左手取刷套，将刷套套在床刷上。
（2）左手扶老年人，右手拿床刷从床头中线处开始清扫褥垫渣屑，从床头扫至床尾。
（3）每扫一刷重叠上一刷的1/3。
（4）渣屑从床尾扫到床下。
（5）将床刷污染面向下，放在护理车下层。
5. 铺一侧新床单。
（1）双手取干净床单，对齐床中线，铺好近侧床单。
（2）余下一半内卷铺于老年人身下。
（3）将近侧床单床头部分45°反折于床褥下。
（4）将床尾部分45°反折于床褥下。
（5）中间部分反折床垫下，绷紧床单，铺平。
6. 协助老年人翻身。
（1）协助老年人向近侧翻身平卧。
（2）由平卧向近侧转移，侧卧于清洁床单上。
（3）盖好被子，支起床挡。

> 物品按照上层床单、中层床罩、下层枕套码放。

更换被罩
1. 护理员站在床右侧，将盖于老年人身上的棉被两侧及被尾展开。打开被罩被尾的开口端，一手抓住棉胎被头部分，将棉胎呈S形从被罩中撤出，折叠后置于床尾，被罩仍覆盖于老年人身上。
2. 取清洁被罩平铺于旧被罩上，被罩中线对准床中线。床的被头部分置于老年人颈部。打开干净被罩被尾开口端，一手抓住棉胎被头部分将棉胎装入清洁被罩内，在被罩内将棉胎两侧展开。从床头向床尾方向翻卷撤出旧被罩，放在污衣袋内。
3. 棉被纵向两侧分别内折(成被筒)，被尾向内反折至整齐。

项目二　老年人清洁卫生

更换枕套
1. 护理员一只手托起老年人头部，另一只手撤出枕头。
2. 将枕芯从枕套中撤出，旧枕套放在污衣袋内。
3. 在床尾部，取干净枕套反转内面朝外，双手伸进枕套内撑开揪住两内角。
4. 抓住枕芯两角，反转枕套套好。
5. 将枕头从老年人胸前放至左侧头部旁边，护理员右手托起老年人头部，左手将枕头拉至老年人头下适宜位置。枕套开口应背门。

整理
1. 开窗通风。
2. 七步洗手法洗净双手。
3. 更换下的床品统一洗涤、消毒、晾干后备用。

注意事项

（1）协助老年人翻身侧卧时，注意老年人安全，防止发生坠床等意外事件。必要时使用床挡。
（2）扫床时，每扫一刷要重叠上一刷的1/3，避免遗漏。
（3）一床一刷套，不可重复使用。
（4）更换被罩时，避免遮住老年人口鼻。
（5）棉胎装入被罩内，被头部分应充满，不可有虚沿。
（6）套好的枕头要四角充实，枕套开口背门。
（7）操作动作轻稳，不要过多暴露老年人身体并注意保暖。

3. 个人物品的清洁

①常规物品的清洁可用肥皂或者去污粉刷洗，然后用清水冲净。

②日晒法。日光中含有的紫外线具有良好的消毒杀菌作用，可将老年人的被子、衣物等定期放置在日光下暴晒3～6小时，以达到消毒的目的。

③煮沸法。老年人的餐具应定期用煮沸30分钟的方法进行消毒，通过煮沸法能使餐具上的细菌蛋白质很快地凝固变性，从而达到消毒杀菌的目的。消毒的物品应完全浸没在水中，时间从水沸后开始计算。

④浸泡法。老年人专用物品，如体温计、便器等，可使用消毒剂进行浸泡或者擦拭，以达到消毒的目的。

三、对老年人进行床旁隔离

1. 隔离概述

（1）隔离的概念

隔离技术是将在传染期间的传染源（传染病人或带菌者），和易感染人群分开，安置在指定地点，暂时避免其和周围人群接触，防止传染源通过各种相关途径传播病毒。

（2）隔离的目的

传染链的形成包括3个环节，即传染源、传播途径和易感人群。控制传染发生的主要手段是阻断传染链的形成。通过实施隔离技术，达到控制传染源的目的，切断传播途径，保护易感人群，防止病原微生物在人群中扩散，最终达到控制和清除传染源的目的。

> **知识链接**
>
> **隔离的常见种类和适用疾病**
>
> **呼吸道隔离**：病原体经呼吸道传播的疾病所采取的隔离方法。如麻疹、白喉、百日咳、流行性脑脊髓膜炎等。
>
> **肠道隔离**：又称消化道隔离，病原体通过污染食物、食具、手及水源，并经口引起传播的病症所采取的隔离方法。如病毒性肝炎、伤寒、细菌性痢疾等。
>
> **接触隔离**：病原体经皮肤或黏膜进入体内的传染病所采取的隔离方法。如破伤风、炭疽病、狂犬病等。
>
> **昆虫隔离**：病原体通过蚊、虱、蚤等昆虫传播的疾病所采取的隔离方法。如流行性乙型脑炎、疟疾等。
>
> **保护性隔离**：抵抗力低下或易感染的病人，如大面积烧伤病人、早产婴儿、白血病病人及脏器移植病人等所采取的保护性措施，避免由他人（包括医护人员）将病室外的致病菌带进病室内而采取的隔离方法。
>
> **血液、体液隔离**：病原体通过血液、体液（引流物、分泌物）等传播的疾病所采取的隔离方法。如乙型肝炎、艾滋病等传染病。
>
> **严密隔离**：传染性强或传播途径不明的疾病所采取的隔离方法。如鼠疫、霍乱等烈性传染病。

2. 床旁隔离

（1）床旁隔离的概念

床旁隔离属于隔离的一种，是指对特殊感染或感染多重耐药菌的老年人为避免感染他人而实行的隔离措施。

（2）床旁隔离的要求

①床单位安置在整个房间的一角，床间距离大于1.5米，若小于1.5米时应用屏风隔开。

②床头卡处贴挂隔离标志。

③老年人及其家属应避免与其他老年人接触。

④应将感染同一种耐药菌的老年人安排在同一居室内。

⑤床旁有消毒设施和专用医疗器械，如听诊器、血压计、体温计等，接触老年人后，必须消毒双手。

⑥实施床旁隔离时，应先照料护理其他老年人，最后再照料护理感染耐药菌的老年人。

⑦老年人离院后，房间应通风换气，并进行终末消毒。

（3）床旁隔离的目的

床旁隔离是为了控制传染源，切断传染途径；对易感人群采取保护性隔离，避免感染的发生。

（4）为老年人进行床旁隔离的操作流程

任务情景

李大爷，75岁。近日李大爷咳嗽、咳痰，体温37.8℃，经医生诊断为肺炎，应立即施行床旁隔离。

操作流程	沟通（案例）	要点说明
核对 核对老年人床号、姓名。	您好，李大爷。您的化验报告显示有病毒感染，根据规定需要立即对您实施床旁隔离。您别担心，也不要紧张。这是为了帮助您快点好起来，请您配合一下好吗？	护理员轻敲房门进入老年人房间，态度和蔼，语言亲切。护理员解释操作的目的、注意事项，消除老年人的恐惧心理，取得老年人配合。
评估 评估老年人的身体情况。		

准备
1. 环境：室内整洁、温湿度适宜；老年人独居一室，或者将其床单位安置在整个房间的一角。
2. 护理员：着装整齐，戴帽子、口罩。
3. 物品：隔离标志、警示标牌、体温计、血压计、听诊器、便器、快速手消毒剂、医用垃圾桶、医用垃圾袋、屏风，必要时准备隔离衣。

实施 **调整环境** 若有条件可使老年人独居一室；无条件的情况下可将老年人的床单位安置在整个房间的一角。李大爷的房间现在只居住一人，暂时先不收住其他老年人。	**做好标识** 1. 在房门和老年人床头卡处粘贴隔离标志，提醒无关人员勿入。 2. 将准备好的用物放在指定地点，专人专用。如体温计、血压计、听诊器、清洁物品及便器等，所用物品上要做好标识。	**实施隔离** 1. 护理员照护老年人时应戴手套，必要时穿隔离衣。 2. 先照料其他老年人，被隔离者应安排在最后。 3. 照料完毕后，护理员应脱去手套然后消毒双手。

（1）每天按要求对使用的物品进行消毒。
（2）告知探视家属在探望老年人前后应洗手。
（3）要尊重被隔离的老年人。

如何正确佩戴口罩

1. 有效预防传染的口罩

有效预防传染的口罩如图2-16所示。

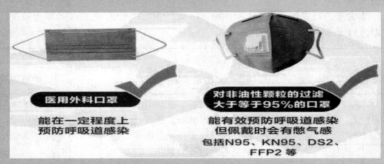

图2-16 有效防感染口罩

2. 正确佩戴口罩

正确佩戴口罩的方法如图2-17所示。

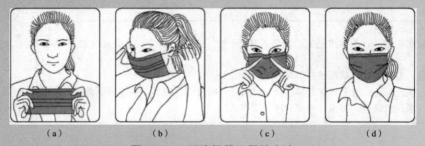

图2-17 正确佩戴口罩的方法

(a) 将口罩取出，金属软条朝上；(b) 将口罩耳带挂于双耳；
(c) 将金属软条向内按压成鼻梁形状；(d) 适当调整，使口罩充分贴合面部

3. 如何穿脱隔离衣

(1) 隔离衣只能在规定区域内穿脱，穿前检查有无潮湿、破损现象，长短需能全部遮盖工作服。

(2) 隔离衣每日更换，如有潮湿或污染，应立即更换。

(3) 穿脱隔离衣过程中应避免污染衣领、面部、帽子和清洁面，始终保持衣领清洁、干燥。

(4) 穿好隔离衣后，双臂要保持在腰部以上；不得进入清洁区，避免接触清洁物品。

(5) 消毒双手时不能沾湿隔离衣，隔离衣也不可触及其他物品。

(6) 脱下的隔离衣若挂在半污染区，清洁面向外；若挂在污染区则污染面向外。

穿脱隔离衣的方法如图 2-18 所示。

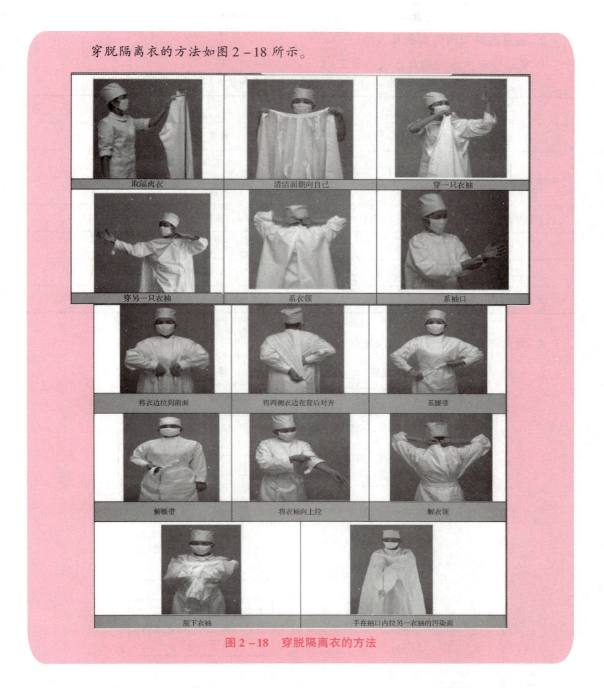

图 2-18 穿脱隔离衣的方法

四、老年人房间终末消毒

1. 终末消毒的概念

终末消毒是指传染源（患者或隐性感染者）离开有关场地后进行的彻底消毒处理，确保场所不再有病原体的存在。终末消毒适用于对养老机构或医疗机构中出院、转科或死亡后的老年人所住病室、用物、医疗器械的处理。

2. 居室的终末消毒类别及方法

居室的终末消毒类别及方法见表2-1。

表2-1 居室的终末消毒类别及方法

消毒类别	消毒方法
空气	熏蒸，使用紫外线灯照射
地面家具	用消毒剂喷洒、擦拭
枕芯、被褥	日光暴晒6小时以上
医疗用具（金属、橡胶、陶瓷、玻璃类）	擦拭、消毒剂浸泡、煮沸、高压灭菌
体温计、听诊器	用浓度75%的酒精浸泡、擦拭
日常用物（餐具、水杯、便器等）	用含氯消毒液浸泡
垃圾	集中焚烧

3. 对老年人房间进行终末消毒的操作流程

操作流程	操作步骤
准备 1. 护理员：穿着工作服，衣帽整齐，戴口罩、手套，必要时穿隔离衣。 2. 物品：紫外线灯、消毒液、抹布、水桶、污物袋。	**消毒前准备** 护理员撤去被褥，打开各种柜门、抽屉，翻转床垫，关闭门窗。
	消毒房间 护理员应选用如熏蒸、紫外线照射等不同的方法首先对房间空气、物体表面消毒，然后用消毒液擦拭家具、床具、地面等。
	消毒后处理 打开门窗通风，铺好床单位，整理用物备用。

(1) 终末消毒操作过程中应做好个人防护。穿好工作服，戴好口罩、手套，必要时穿隔离衣。

(2) 根据消毒剂的说明，按要求配比、使用消毒剂。

(3) 房间内所用物品经终末消毒后方可使用。

项目三 老年人睡眠照护

【知识目标】

◇ 了解老年人睡眠环境的安排。
◇ 理解睡眠障碍的原因及种类。
◇ 熟悉老年人卧位的转换。
◇ 掌握为老年人布置睡眠环境的能力。

【能力目标】

◇ 能备齐用物，完成对有睡眠障碍老年人的照料。
◇ 能对老年人卧位进行转换。

【素质目标】

◇ 培养学生实际操作能力，使其达到技能水平要求。

【思维导图】

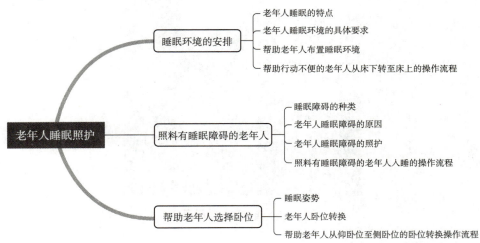

老年人生活照料

任务一 睡眠环境的安排

睡眠是生命的需要,所以人不能没有睡眠。随着年纪的增长,大脑老化、皮肤瘙痒、夜间尿频、疾病等因素都会影响老年人的睡眠质量。所以,针对老年人这个群体,应进行睡眠环境的安排,提高老年人的睡眠质量。

小组讨论

睡眠健康自我测试
(1) 是不是夜深了才有睡意?
(2) 上床后是不是很久才能入睡?
(3) 睡眠容易受环境影响吗?
(4) 做梦频繁吗?
(5) 夜间醒来次数多吗?
(6) 夜间醒后,是不是不容易再次入睡?
(7) 很早就醒了?
(8) 早上醒来是否有头昏、乏力的症状?
(9) 无法安睡时觉得烦躁吗?

睡眠照料是指根据老年人的生理睡眠特点,协助老年人做好睡眠前的各项准备,营造良好的睡眠环境,从而有效地改善老年人的睡眠质量。这将有助于老年人形成良好的睡眠习惯,维持身体健康。老年人的睡眠照料如图3-1所示。

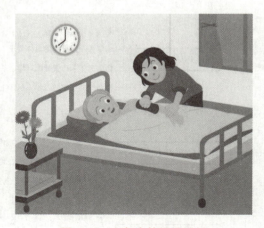

图3-1 老年人的睡眠照料

项目三　老年人睡眠照护

一、老年人睡眠的特点

①夜间睡眠时间减少。老年人的平均睡眠时间为 6~7 小时。

②睡眠中醒来的次数增加，青年人在睡眠中可醒来一两次，而老年人醒来的次数可超过 5 次。

③深睡减少、浅睡增加。这导致老年人精力恢复不佳，势必要通过白天补觉的方式来弥补。

④总是早睡早起。由于生理节奏改变，老年人容易早醒。

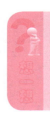

如何照料老年人的睡眠？

二、老年人睡眠环境的具体要求

1. 温度

适宜的室内温度，不仅使老年人感到舒适，还有利于机体的新陈代谢。室内温度冬季以 18~20 ℃为宜，夏季以 24~26 ℃为宜，应尽量缩小室内外温差。

2. 湿度

相对湿度保持在 50%~60% 之间。适宜的湿度，可使人感到清爽和舒适。为了增加室内的空气湿度，可使用空气加湿器等物品来增加湿度。

3. 通风

新鲜的空气对老年人尤为重要。晨起，开窗通风可调节室温，排出室内污浊的空气，让新鲜空气补充进来。

4. 光线与噪声

老年人的居室最好是采光比较好的居室，室内阳光照射对老年人尤为重要。夜间应有照明设备防止老年人起夜时跌倒。一般老年人喜静，一个安静幽雅的环境，有利于老年人的睡眠。

5. 床及床上用品

老年人应选用硬床，以睡在床上床垫不下陷为宜。床的高度要根据老年人的身高调整至合适高度，不然会增加老年人摔倒的风险。老年人的床上用品要松软适中，要根据季节进行调整。必要时备好床挡。床及床上用品如图 3-2 所示。

41

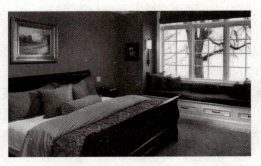

图3-2 床及床上用品

如何帮助老年人布置睡眠环境？

三、帮助老年人布置睡眠环境

1. 布置睡眠环境的目的

①使老年人保持良好的睡眠习惯。
②提高老年人的睡眠质量。
③保证老年人舒适。

2. 为老年人布置睡眠环境的操作流程

任务情景
　　陈奶奶，72岁，生活能自理。晚上9点了，请护理员为陈奶奶布置睡眠环境，协助老年人上床睡觉。

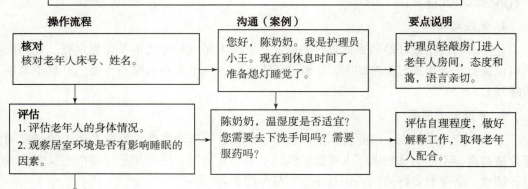

项目三 老年人睡眠照护

准备
1. 环境准备：房间干净整洁，温湿度适宜，保持环境安静。
2. 护理员准备：着装整齐，用七步洗手法洗净双手。
3. 物品准备：枕头、床褥、棉被、睡前药物。

实施
1. 护理员关闭门窗，拉好窗帘。
2. 协助老年人铺好被褥，调整舒适度。
（1）根据季节准备被褥，铺平被褥，检查床褥软硬度，检查有无渣屑。
（2）拍松枕头，根据老年人习惯调整枕头高低。
（3）展开盖被，呈S形折叠对侧。
3. 协助老年人上床并采取舒适卧位。
4. 关闭大灯，开启地灯。
5. 护理员轻步退出房间，轻手关门。

整理物品
1. 盖好被子。
2. 支起床挡。
3. 固定轮椅。

观察与巡视
1. 透过门上玻璃窗进行观察。
2. 观察老年人安静入睡后方可离开。

注意事项

（1）老年人睡前卧室要通风换气，避免因空气混浊影响睡眠。
（2）根据季节准备适宜的被褥。
（3）注意枕头软硬、高低适中。
（4）操作过程中注意动作轻柔、准确，保证老年人安全。

四、帮助行动不便的老年人从床下转至床上的操作流程

任务情景
李奶奶，79岁，左侧肢体活动不灵。现在正值春天，晚上8点多，李奶奶坐在轮椅上看报纸。请护理员帮助李奶奶从床下转至床上，协助老年人上床睡觉。

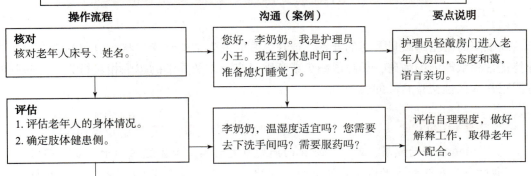

操作流程	沟通（案例）	要点说明
核对 核对老年人床号、姓名。	您好，李奶奶。我是护理员小王。现在到休息时间了，准备熄灯睡觉了。	护理员轻敲房门进入老年人房间，态度和蔼，语言亲切。
评估 1. 评估老年人的身体情况。 2. 确定肢体健患侧。	李奶奶，温湿度适宜吗？您需要去下洗手间吗？需要服药吗？	评估自理程度，做好解释工作，取得老年人配合。

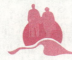

准备
1. 环境准备：房间干净整洁，温湿度适宜，保持环境安静，地面平坦无障碍。
2. 护理员准备：着装整齐，用七步洗手法洗净双手。
3. 物品准备：枕头、床褥、棉被，睡前药物，轮椅轮胎气压充足、刹车良好、踏脚板及安全带完好。

实施
1. 李奶奶从健侧接近床边，轮椅与床之间成30°左右的角度，刹好手刹，脚踏板向上抬起。
2. 护理员双膝抵住老年人双膝，两手环抱老年人腰部并夹紧，老年人双手环抱护理员颈部。
3. 老年人身体向前移动，离开脚踏板并站起，护理员以身体为轴，半转动身体，将老年人从轮椅转至床上，使其坐到床沿上。
4. 护理员协助老年人脱鞋，用单手插入老年人膝下，用另一只手托住老年人脖子，让老年人躺下。
5. 协助老年人采取舒适卧位。

整理物品
1. 盖好被子。
2. 支起床挡。
3. 固定轮椅。

观察与巡视
1. 关闭大灯，开启地灯。
2. 护理员轻步退出房间，轻手关门。
3. 透过门上玻璃窗进行观察。
4. 观察老年人安静入睡后方可离开。

注意事项

（1）操作过程中注意动作轻柔、准确，保证老年人安全。
（2）操作过程中老年人身体应尽量靠近护理员，以便稳定和省力。

任务二 照料有睡眠障碍的老年人入睡

睡眠障碍是指睡眠量及质的异常，或在睡眠时发生某些临床症状，也包括影响入睡或保持正常睡眠能力的障碍，如睡眠减少或睡眠过多，以及异常的睡眠相关行为，是睡眠和觉醒正常节律性交替紊乱的表现。

案例讨论

随着社会的发展，人口老龄化的问题日趋明显。国务院《"十三五"国家老龄事业发展和养老体系建设规划》提出，2020年，全国60岁以上老年人口为2.55亿人左右，占总人口的17.8%左右；高龄老年人口为2 900万人左右，独居和空巢老年人口为1.18亿人左右，老年抚养比为28%左右。调查显示，超过50%的老年人存在睡眠问题。

家中长辈是否跟你说过晚上睡不好，起夜频繁，导致白天出现嗜睡、精神不好的现象呢？老年人已经在不知不觉中出现睡眠障碍的问题。

睡眠障碍对老年人的身心健康有很大的影响，会导致精神疲惫、身体疲乏、心情低落等问题，严重影响老年人的日常生活。

一、睡眠障碍的种类

1. 失眠

失眠症是一种持续相当长时间的睡眠的质和量令人不满意的状况，也是睡眠障碍的常见表现，主要表现为入睡困难、睡眠不深、易醒、多梦、早醒、醒后不易再睡、醒后感到疲乏和缺乏清醒感。导致失眠的因素较多，如瘙痒、焦虑、恐惧等。

2. 嗜睡

嗜睡是指白天睡眠过多，表现为经常困乏思睡，出现不同程度、不可抗拒的入睡。常伴抑郁情绪，影响工作、学习和生活。

3. 睡眠中的异常行为

这是与睡眠有关的发作性异常躯体现象或行为障碍，与睡眠阶段或睡眠—觉醒的转换有关。如夜惊、梦游、梦魇，甚至有更复杂的行为。

4. 睡眠节律障碍

睡眠节律障碍的主要特点是患者的睡眠模式与常规的作息时间不同，在应该睡的时候睡不着，应该醒的时候难以醒过来，从而出现失眠和嗜睡的征象。

知识链接

失眠

失眠是最常见的睡眠障碍，是指各种原因引起的睡眠不足、入睡困难、早醒等征象，患者常有精神疲劳、头昏眼花、头痛耳鸣、心悸气短、记忆力不集中、工作效率下降等表现。失眠大致包括三种类型。

1. 短暂性失眠（小于1周）

大部分的人在压力、刺激、兴奋、焦虑、生病时，或者至高海拔的地方，或者睡眠规律改变时，如时差、轮班的工作等都会导致短暂性失眠障碍。这类失眠一般会随着事件的消失或时间的拉长而改善，但是短暂性失眠若处理不当，部分人会导致慢性失眠。

2. 短期性失眠（1周至1个月）

严重或持续性压力，如重大身体疾病，开刀，亲朋好友的过世，严重的家庭、工作或人际关系问题等都可能导致短期性失眠。这种失眠与压力有明显的相关性。

3. 慢性失眠（大于1个月）

慢性失眠的症状至少持续3周以上，部分慢性失眠患者是由短暂性失眠延续而来的，另一些是由于躯体化焦虑状态所致，如忧虑、不安、过度警惕、反复思量等。同时，患者越想入睡越难以入睡，越发变得对失眠过分关心和忧虑，这样的失眠又反过来加重症状，形成恶性循环。长期服用安眠药也可能是造成慢性失眠的重要原因，一些安眠药若长期使用不但对失眠没有帮助，反而会加重失眠。

二、老年人睡眠障碍的原因

1. 心理因素

老年人作为社会的弱势群体，有着不愿意接受新鲜事物、思维固执专一的特点。如果百事钻心，焦虑、孤独、不安等情绪充满大脑，则容易出现睡眠障碍。

2. 疾病因素

很多老年人自身患有慢性疾病，由此引起的脑部供血不足、疼痛不适、咳嗽气喘、皮肤瘙痒、尿急尿频等均可导致睡眠障碍。

3. 环境因素

老年人对环境因素改变较年轻人更为敏感。例如，居住在噪声较大的路口边、铁路附近，同住老年人的鼾声等环境噪声的不良刺激也可影响老年人的睡眠质量。

4. 不良睡眠习惯

不良睡眠习惯是指由于各种可能诱发睡眠困难的日常生活与行为习惯所导致的睡眠障碍。例如，老年人睡前饮用含有咖啡因的饮料、睡眠时间无规律、白天睡眠时间过长等行为都会导致睡眠障碍。老年人睡眠障碍如图3-3所示。

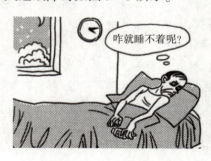

图3-3 老年人睡眠障碍

如何指导老年人改变不良睡眠习惯？

三、老年人睡眠障碍的照护

1. 药物治疗的指导

根据老年人睡眠障碍的类型遵医嘱给予其辅助睡眠的药物，并告知老年人用药反应及安全。鼓励老年人尽早治疗，并积极配合治疗。

2. 指导老年人适量运动

护理员指导老年人坚持参加体育锻炼，如散步、打太极拳、慢跑等，切忌睡前剧烈运动。

3. 养成良好的睡眠习惯

老年人睡前可以听催眠曲，让身心放松，避免睡前兴奋。晚餐以清淡饮食为主，不宜过饱或过饥，避免睡前喝咖啡、浓茶，可饮一杯热牛奶，有利于入睡。睡前进行洗漱，少饮水，排尽大小便，可有效减少夜间觉醒次数。指导老年人采取合适的睡姿，以右侧卧位为宜，遵循规律的睡眠时间。

4. 维持良好的睡眠环境

睡前开窗通气，让室内空气清新。床品舒适卫生，被褥厚薄适中。护理员在老年人卧床后要做好安全检查，如通道是否通畅、厕所是否湿滑、呼叫器是否正常等。睡前要关灯或使灯光柔和暗淡，停止噪声干扰。

5. 加强夜间巡视

对因疾病卧床的老年人，护理员要加强夜间巡视，定时为老年人翻身，采取舒适卧位。若出现睡眠呼吸暂停等异常情况，应及时报告医生。

四、照料有睡眠障碍的老年人入睡的操作流程

> **任务情景**
> 代爷爷，75岁，高中文化，丧偶。患有糖尿病，皮肤有湿疹，入住养老院两周，居住在两人间。查房时发现代爷爷精神疲惫，有时白天打瞌睡，有时会拿着老照片自言自语。

操作流程	沟通（案例）	要点说明
核对 工作准备、沟通、评估、协助老年人上床睡觉、整理物品。	您好，代爷爷。我是护理员小王。 认真沟通，详细了解老年人睡眠习惯、睡眠障碍情况。	护理员轻敲房门进入老年人房间，态度和蔼，语言亲切。
评估 根据老年人的表现，分析老年人睡眠障碍的原因。 1. 代爷爷仅仅来院两周，有不适应环境的可能性。 2. 代爷爷患有皮肤病，可能会引发夜间瘙痒。 3. 思念逝去老伴，孤独感强烈。 4. 同室老年人夜间开灯、咳嗽干扰代爷爷睡眠。 5. 睡前关窗，通风过久可能会使老年人受凉。 6. 外界噪声还可能干扰老年人睡眠。	代爷爷，生活还习惯吗？晚上睡觉还好吗？您喜欢运动吗？喜欢听哪些音乐？	评估分析原因，做好沟通解释工作，取得老年人配合。
准备 1. 环境准备：房间干净整洁，温湿度适宜，保持环境安静。 2. 护理员准备：着装整齐，用七步洗手法洗净双手。 3. 物品准备：笔、记录单。		
实施 1. 开导老年人，使老年人感受到家人般的温暖，尽快熟悉并适应环境。 2. 倾听老年人的故事，排解老年人的心事。 3. 遵医嘱叮嘱老年人按时用药，减轻瘙痒症状。 4. 在寒冷季节适当通风后应尽快关闭窗户。 5. 夜间加强巡视，检查老年人睡眠情况，尽量不发出声响。 6. 同室老年人若患病干扰，应加以提醒并鼓励其积极治疗。必要时，协助其调整床位。 7. 指导老年人养成良好的睡眠习惯，建立作息时间表。	**观察与巡视** 1. 透过门上玻璃窗进行观察。 2. 若发现睡眠呼吸暂停等异常情况，应及时报告医生。	

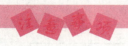

（1）与老年人沟通时要耐心，认真倾听。

（2）措施要切实可行。

任务三 帮助老年人选择卧位

小组讨论

老年人随着年龄的增长,机体各系统功能都会有所降低,体质也会减弱,因而更容易疲劳。科学的睡眠对消除疲劳、恢复体力尤为重要。《千金要方》中说:"人卧一夜当作五度反覆,常逐更转。"你认为老年人正确的睡眠姿势是什么?

一、睡眠姿势

睡眠姿势可分为仰卧位、右侧卧位、左侧卧位和俯卧位。

仰卧位时,肢体与床铺的接触面积最大,因而不容易疲劳,且有利于肢体和大脑的血液循环。但有些老年人,特别是比较肥胖的老年人,在仰卧位时易打鼾,重度打鼾是指出现大声的鼾声和鼻息声,不仅会影响别人休息,还可能影响肺内气体的交换而出现低氧血症。

右侧卧位时,由于胃的出口在下方,故有助于胃的内容物排出,但右侧卧位会使右侧肢体受到压迫,影响血液回流而出现酸痛麻木等不适。

左侧卧位时,不仅会使左侧肢体受到压迫、胃排空减慢,而且会使心脏在胸腔内受到的压力最大,不利于心脏的输血。

俯卧位时,会影响呼吸,并影响脸部皮肤血液循环,使面部皮肤容易老化。

因此,老年人睡觉不宜选择左侧卧位和俯卧位,最好选择仰卧位和右侧卧位。而易打鼾的老年人和有胃炎、消化不良及胃下垂的老年人最好选择右侧卧位。

二、老年人卧位转换

老年人卧位转换是指通过一定的方式改变身体的姿势或位置,使老年人呈舒适体位,实现正常睡眠。

老年人能够独立进行卧位转换时尽量不要帮助他,能提供少量帮助时则不要提供大量帮助,将被动转换作为最后选择的转换方法。当老年人残疾程度较重或存在认知障碍时,不要勉强其进行卧位转换。

三、帮助老年人从仰卧位至侧卧位的卧位转换操作流程

任务情景

彭爷爷，75岁，轻度偏瘫。睡觉爱打鼾，请护理员为彭爷爷转换卧位。

操作流程	沟通（案例）	要点说明
评估 评估老年人身体、疾病情况。	您好，彭爷爷。我是护理员小王。我来帮助您换一下卧位。	护理员轻敲房门进入老年人房间，态度和蔼，语言亲切，做好解释工作，取得老年人配合。
准备 1. 环境准备：房间干净整洁，温湿度适宜，保持环境安静。 2. 老年人准备：床上呈仰卧位。 3. 护理员准备：着装整齐，用七步洗手法洗净双手。 4. 物品准备：大、小软枕或体位垫数个。		
实施 **协助翻身** 1. 护理员将老年人的头偏向一侧，嘱咐老年人双手交叉放于胸口，双下肢伸直或双膝屈曲，双足支撑于床面上。 2. 护理员站在老年人需转向床的一侧，两腿分开、屈膝、弯腰。 3. 护理员一手托住老年人的肩部，另一手托住老年人的膝盖部，将老年人朝自己一侧侧翻，呈侧卧位。用软枕或体位垫支撑老年人背部，必要时在膝下、手肘处垫小的软枕。 4. 老年人躺卧舒适后，整理好床单位。	彭爷爷为轻度偏瘫，嘱咐老年人用健侧手抱患侧手置于胸口，患侧腿放于健侧腿上。	

（1）随时观察老年人的感受，有异常情况时，恢复先前体位。
（2）发挥老年人的自主能力，鼓励老年人自己完成卧位转换。

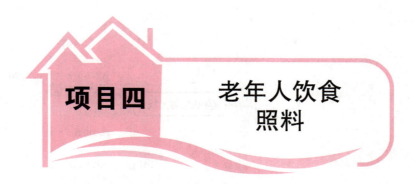

项目四 老年人饮食照料

【知识目标】

◇ 列举营养素的种类和生理功能。
◇ 学会指导老年人科学饮水的方法。
◇ 了解鼻饲液的种类和用途。
◇ 能够详述鼻饲饮食要点。

【能力目标】

◇ 归纳老年人饮食的种类、特点。
◇ 学会快速判断老年人在进餐时发生突发状况的原因。
◇ 熟练掌握老年人的进食、饮水体位和操作要点。
◇ 熟练掌握判断鼻饲管是否脱出的方法。

【素质目标】

◇ 尝试为老年人提供均衡饮食的建议。
◇ 通过学习，掌握不同健康状况老年人的饮食照护方法。
◇ 在实践操作的过程中，培养学生的学习兴趣，树立良好的职业道德观念，养成规范的操作习惯。
◇ 通过学习，掌握与老年人沟通的技巧，及时了解他们的需求，培养学生尊老、敬老、爱老的优秀品德。

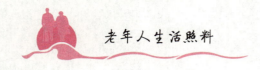

【思维导图】

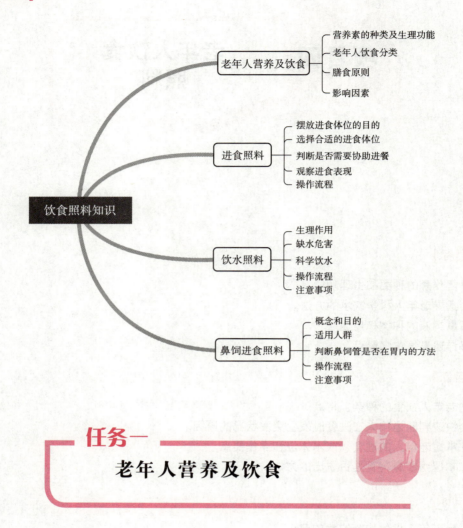

任务一 老年人营养及饮食

随着年龄的增长，人体器官的生理功能会发生不同程度的衰退。基础代谢率降低，咀嚼能力下降，对食物的吸收和消化能力变弱，从而导致老年人对食物和营养的需求发生变化。老年人营养状况异常会导致其抵御疾病的能力降低，还会导致肥胖、营养不良等疾病。护理员需要关注和改善老年人的饮食和营养状况，掌握一定的营养学和护理学知识，运用专业技能协助有困难的老年人完成进食及饮水。

一、营养素的种类及生理功能

营养素是指食物中含有的能够维持生命，促进机体生长发育和健康的化学物质。营养素有百余种，根据其化学性质和生理功能将营养素分为七大类：蛋白质、脂类、碳水化合物、维生素、矿物质、水和膳食纤维。

1. 蛋白质

蛋白质是构成人体各种组织和细胞的基本单位，是一切生命物质的基础。人体内的蛋白质负责构成身体组织和器官，参与调解生理功能并维持生理活动正常进行和氧化功能等。蛋白质每天都在更新，老年人体内的合成代谢慢于分解代谢，蛋白质合成能力随之下降，极易导致蛋白质缺乏。因此在日常饮食中，老年人要注意补充优质蛋白质。优质蛋白质包括瘦肉、鱼类、禽类、蛋、奶及奶制品、豆类及豆制品等。

2. 碳水化合物

碳水化合物是人体最主要的能量来源，也是构成机体组织的重要物质，并参与细胞的组成和多种生理活动，此外还有节约蛋白质、抗酮生成、解毒和增强肠道功能的作用。我们每天摄入最多的食物应该是以碳水化合物为主的谷类食物。碳水化合物主要分成两大类：一类是可以直接被吸收利用的碳水化合物，包括可溶性的糖类（蔗糖、果糖、麦芽糖等）、淀粉等；另一类是不能被直接吸收利用的碳水化合物，包括纤维素、糖醇等。

老年人摄入的糖类应该以多糖为主，如谷类、薯类等淀粉含量丰富的食物。不宜摄入过多游离糖，包括添加到食品或饮料中的所有糖分，以及在蜂蜜、糖浆、果汁和浓缩果汁中天然存在的糖分。过量的糖类能诱发龋齿、心血管疾病与糖尿病等的发生。

3. 脂类

脂类是脂肪和类脂的统称。作为人体需要的重要营养素之一，脂类为机体供给所需能量，提供机体所需的必需脂肪酸，是人体细胞组织的组成成分，能促进脂溶性维生素的吸收等。人体每天需摄取一定量脂类物质，但摄入过多会诱发肥胖。肥胖是诱发高脂血症、动脉粥样硬化等疾病的发生和发展的重要因素，因此老年人饮食需要控制脂肪的摄入量；另外，食物中的脂肪能够影响菜肴的色、香、味、形等，对促进老年人食欲有积极作用。脂肪能够促进身体对脂溶性维生素的吸收，因此在控制脂肪摄入数量的同时还应提高脂肪摄入质量。饮食中应使用不饱和脂肪酸代替饱和脂肪酸和反式脂肪酸，尤其要多用不饱和脂肪酸来替代。含脂肪丰富的食品为动物油脂、植物油脂、坚果类和深海鱼油等。动物性食物中畜肉类含脂肪最丰富，且多为饱和脂肪酸，可以用植物油和深海鱼油等替代一部分动物性脂肪。

4. 维生素

维生素是一类在人体内不能合成或合成数量不能满足人体需要的物质，包含水溶性维生素（维生素 C、维生素 B 族等）和脂溶性维生素（维生素 A、维生素 D、维生素 E、维生素 K 等）。在维持身体健康、调节生理功能、延缓衰老的过程中起到极其重要的作用。如果人体缺少维生素，会导致代谢过程障碍、生理功能紊乱、抵抗力减弱，以及引发多种病症。每种维生素在身体内都具有其特定的生理功能，彼此不能互相替代。一般天然食物中就含有各种我们所需要的维生素，需要注意的是每餐都要搭配不同品种、颜色的果蔬，以保证维生素摄入种类齐全，数量充足。

5. 矿物质

矿物质是构成人体组织的重要组成成分，对维持细胞内外液的渗透压和酸碱平衡有重要作用，也是维持神经细胞和肌肉细胞功能正常必需的物质。矿物质还参与人体新陈代谢中的酶活化，如果矿物质摄入不足，身体中的各种酶就无法正常工作，机体的代谢活动就随之停止。老年人矿物质缺乏容易诱发疾病，例如，缺钙容易引起骨质疏松，缺铁容易引起贫血，缺锌主要影响老年人中枢神经系统和免疫功能，表现为食欲不振、认知行为改变、皮肤改变和免疫功能障碍等。因此老年人在日常膳食中应均衡饮食，补充所需的矿物质。

6. 水

水是维持生命活动最重要的营养物质。人体内的含水量随年龄的增长而降低，老年人体内的含水量占老年人体重的45%左右。水可以保持肾脏对代谢产物的清除功能，足够的尿则可除去泌尿道细菌，预防感染。老年人每天的饮水量应不少于1 200 mL，保持在1 500～1 700 mL为宜。

7. 膳食纤维

膳食纤维虽然不能被人体吸收，但是可以促进肠蠕动，改善肠道菌群环境，吸附由细菌分解胆汁酸等而生成的致癌物质，对预防老年人便秘、降低餐后血糖、促进胆固醇代谢、防止热能摄入过多等有积极作用。

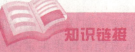

热量

热量的主要来源是三大产能物质：碳水化合物、脂肪和蛋白质。其中碳水化合物提供的热量占每日摄入总热量的55%～65%，脂肪占20%～30%，蛋白质占10%～15%。热量的主要消耗途径是基础代谢、身体活动、食物的特殊动力作用（也称作"食物的热效应"）、生长发育、妊娠和哺乳等。当人体进入老年时期，随着各项机能的减退，运动能力进一步退化，基础代谢率逐渐降低，对能量的需求也随之降低。通常状况下，老年时期基础代谢率一般要比青壮年时期降低10%～15%；但在特殊情况下，如感染、突发疾病等，营养的需要量会随之增加。

二、老年人饮食分类

1. 按照老年人进食能力分类

（1）普通饮食

普通饮食适合消化功能正常、无饮食限制的老年人。食物特点：营养均衡、搭配合理、容易消化，与正常人饮食相似。

（2）软食

软食适合有轻度咀嚼障碍的老年人。食物特点：松软、不黏、颗粒不宜过大、容易咀嚼和吞咽。

（3）半流质食物

半流质食物适合有中度咀嚼障碍或轻度吞咽困难的老年人。食物特点：湿润有形，容易形成食团，进入咽部不容易松散，且容易吞咽，比软食更易消化吸收。

（4）流质食物

流质食物适合有明显吞咽困难或使用鼻饲管喂食的老年人。食物特点：食物粉碎成泥状，无须咀嚼易吞咽，容易通过咽部和食管且不易在口腔内残留。

2. 按照老年人常见疾病进行分类

（1）低脂肪饮食

低脂肪饮食适合患有高血脂、胆囊炎、急慢性胰腺炎等或肥胖的老年人。膳食选择脂肪含量少的食物，忌食肥肉、油炸食物，控制热量摄入，维持健康体重。

（2）低胆固醇饮食

低胆固醇饮食适合患有动脉硬化、高胆固醇血症、冠心病等的老年人。膳食中的胆固醇含量在300 mg/d以下，每日饮食应限制高胆固醇食品和饱和脂肪酸摄入，如动物内脏、动物脑、鱼子等，保证摄入充足的优质蛋白质。

（3）低盐饮食

低盐饮食适合患有心脏病、高血压、肾脏疾病等的老年人。每日可摄入食盐不超过2 g（钠0.8 g），选择低盐饮食，忌食用咸蛋、腊肉、火腿、腌菜等含盐量高的食物，控制调味品的使用（调味品中也含有一定量的食盐）。无盐饮食是指除自然含钠的食物外，不放食盐烹调的饮食。低钠饮食除无盐外，还须控制食物中自然存在的钠量（钠≤0.5 g）。

（4）低糖饮食

低糖饮食适合患有糖尿病的老年人。应合理选择主食、水果等食物；合理安排餐次，少食多餐；控制全天总热量的摄入，肥胖的老年人要适当减重，维持标准体重；补充维生素和矿物质，每天饮用一杯牛奶，保证钙质摄取；饮酒要慎重。

（5）低嘌呤饮食

低嘌呤饮食适合患有高尿酸血症和痛风的老年人。膳食选择低嘌呤食物，限制蛋白质和脂肪的摄入量，饮食宜清淡，选择蒸、煮、炖、氽等烹调方法；增加蔬菜、水果等碱性食物的补充；补充适量的维生素和水；遵循低嘌呤饮食的老年人应禁酒。

除上述饮食外，还有高热量饮食、高蛋白饮食、高纤维素饮食等，无论采取上述哪一种饮食，疾病饮食需要听从医生建议，在取得老年人家属的同意后，为老年人准备需要的饮食。

3. 试验饮食

帮助诊断疾病的饮食称作试验饮食或诊断饮食，指饮食对象通过对饮食内容的特定调整，配合医生诊断疾病和提高检验结果的正确性，是在医护人员指导下进行的饮食。试验饮食分为潜血试验饮食、胆囊造影饮食、甲状腺吸碘试验饮食等。

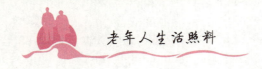

三、老年人膳食原则

1. 坚持数量充足、种类齐全、营养均衡的饮食

食物多样化是保证膳食平衡的必要条件，饭菜应色香味美、温度适宜。热量摄入分配合理，保证优质蛋白质和脂肪的供应量。《陆地仙经》中提道："早饭淡而早，午饭厚而饱，晚饭须要少，若能常如此，无病直到老。"对身体虚弱和体重出现明显下降的高龄老人，要特别注意少食多餐，保证充足的食物摄入。

2. 选择细软易消化的食物，吃饭细嚼慢咽

老年人的牙齿容易松动脱落造成缺失，咀嚼能力因此会受到影响。进餐过程中过硬的食物不利于咀嚼，而咀嚼不充分的食物进入消化道，会对老年人的消化系统造成负担，不利于食物营养的消化吸收。细嚼慢咽可以促进口腔中消化液的分泌，让食物和唾液充分混合，促进食物消化和营养吸收，还可以防止由于进食速度过快而造成的呛咳和误吸。

3. 保证蔬菜、水果和膳食纤维的摄入

选择蔬菜时，要做到绿色蔬菜和有色蔬菜互相搭配，选择的蔬菜和水果尽可能做到品种多样化。富含膳食纤维的食物能够润肠通便，预防和改善老年人便秘的情况。

4. 科学主动适量地饮水，积极参与户外运动

坚持正确的饮水方式，养成主动、少量、多次饮水的习惯，老年人体内的水量逐渐下降，若不适量增加饮水，会使血液黏滞度增加，易诱发血栓，形成心脑疾患，还会影响肾脏的排泄功能。适量的户外活动能够更好地接受紫外线照射，有利于体内维生素D的合成和延缓骨质疏松。运动效果以轻微出汗为宜，注意每次运动都要量力而行，强度不要过大，运动持续时间不要过长，可以分多次运动。

5. 营造良好的就餐环境，鼓励陪伴进餐

老年人应积极主动地参与家庭和社会活动，主动与家人或朋友一起进餐或活动，积极快乐地享受生活。参与营造良好的就餐环境，烹制自己喜爱的食物，提升进食的乐趣，享受家庭喜悦和幸福。孤寡、独居老年人，建议多结交朋友，或者去集体用餐地点（社区老年食堂或助餐点、托老所）用餐，通过结伴就餐的方式增进交流，促进食欲，摄入更多丰富的食物。生活自理困难的老年人，家人应多陪伴，采用辅助进餐、送餐上门等方法，保障食物摄入，维持营养状况。

四、影响老年人营养状况的因素

1. 生理因素

老年人随着年龄的增长，咀嚼和消化功能减退，饮食品种单一，老年人的味觉、嗅觉灵敏度降低会影响进食，导致食欲降低。

2. 疾病因素

某些患有糖尿病、冠心病、高血压等常见疾病的老年人都需要限制饮食，而疾病和治疗又需要营养的支持，若老年人缺乏相关的营养知识，饮食不合理也容易导致老年人营养不良。

3. 药物因素

大多数老年人患有多种慢性疾病，需要长期服用多种药物，这也会降低老年人的食欲或影响营养物质的吸收。

4. 经济和文化水平

有些老年人由于经济收入低，文化水平低，缺乏疾病和营养的相关知识，摄入食物的质和量得不到有效的保障，也会影响老年人的营养状况。

5. 家庭因素

家人对老年人缺乏照顾，对老年人的营养需求不重视，尤其是长期独居的老年人，摄入食物的量少且品种单一，也会影响老年人的营养状况。

任务二 协助老年人完成进食照料

无论是天然食物还是加工食品，每种食物都能提供身体所需的各种营养物质。营养物质相互补充，维持身体健康。当人体进入老年期，身体各器官机能逐渐减退，咀嚼和消化能力降低，食物中的营养物质不能很好地被吸收利用，影响老年人的身体健康。为了维持老年人的身体机能，护理员应依据老年人不同的身体状况提供相应的饮食照料。

一、协助老年人摆放进食体位的目的

舒适的进餐体位能够增进老年人的食欲和进食量，提高身体对营养物质的吸收能力，增强免疫力，同时有利于避免由于体位不当导致的呛咳、误吸、噎食和窒息等意外的发生。

二、协助老年人选择合适的进食体位

1. 坐位：适用于有下肢活动功能障碍、无力行走的老年人

（1）轮椅坐位

首先，将轮椅放在床头合适的位置，轮椅与床边的角度大致为30°，固定轮子，抬起

脚踏板。护理员双手环抱老年人腋下或腰部，老年人双手环住护理员脖颈，护理员协助老年人从床上坐起，老年人双脚稳稳地踏在地面上；为老年人穿好鞋子，然后护理员再次双手环抱老年人腋下或腰部，双膝抵住老年人双膝，挺身带动老年人站立，顺势旋转身体到轮椅方向，帮助老年人坐在轮椅上；最后调整坐姿，使老年人的背部紧靠在椅背上，双脚放置在轮椅脚踏板上，系好安全带。

（2）床上坐位

首先把床头摇到合适角度，然后护理员按照轮椅坐位的方法帮助老年人从床上坐起来，在老年人的后背和腿部放置靠垫，保证老年人坐姿舒适稳定，在床上放置餐桌，准备进餐。

2. 卧位：适用于生活不能自理的卧床老年人

（1）半卧位

护理员慢慢把床头摇起，在摇起床头的时候可与老年人沟通，确保床头抬起的角度让老年人感觉舒适，一般床头与水平地面呈30°～45°为宜；当使用普通床具时，可以利用枕头、靠垫、棉被等支撑老年人背部，使其上身抬起；为了保证老年人的坐姿稳定舒适，需要在其身侧和膝盖下侧垫上软垫等。

（2）侧卧位

护理员将床头摇起抬高并与水平地面呈一定角度，然后用双手分别扶住老年人的肩膀和髋部，让老年人将一侧身体面向护理员。最后护理员一只手扶住老年人，另一只手取软枕垫在老年人的肩部和背部。侧卧进餐时体位一般采用右侧卧位。

注意：摆放体位前需要对老年人的身体状况进行评估，使用辅助器具前需要检查其安全性，与老年人保持沟通，体位使老年人感到舒适为宜，进餐体位需要保持稳定，以确保其进餐安全。

三、如何判断老年人是否需要协助进餐

1. 自理老年人

生活完全能够自理的老年人不需要依赖他人，采用正常饮食方法，鼓励老年人自主进餐，使其保持生活自理能力。同时提倡陪伴用餐，温馨的进餐环境，使老年人心情开朗，能增进其食欲。进餐时叮嘱老年人要细嚼慢咽，吃饭时不要讲话、嬉笑，以免发生呛咳。

2. 介助老年人

介助老年人指生活基本自理，需依赖扶手、拐杖、轮椅和升降设施等帮助行动的老年人。当身体功能障碍不影响进餐的情况下，需借助助餐工具进餐。选择方便盛取、营养均衡、软烂易消化的食物。

3. 介护老年人

介护老年人指生活行为基本依赖他人护理的老年人。介护老年人需要护理员协助进餐，根据咀嚼和吞咽能力不同，可以选择喂半流质或流质的食物。

四、注意观察老年人进食表现

1. 观察老年人食量

护理员需要提前了解老年人的身体状况和饮食情况,以便及时发现老年人在进餐过程中的食量变化。若老年人食量发生明显变化,护理员需要及时询问老年人原因,并及时调整饮食方案,帮助其恢复食量。

2. 观察老年人进食速度

老年人进餐速度应适中,进食速度过快食物没有咀嚼充分,会影响食物的消化和吸收,也容易引起呛咳、噎食等意外。当老年人出现进食速度明显改变时,护理员需要及时与其家属和主治医生沟通,要排除精神、疾病等因素的影响。

3. 观察老年人进食表现

仔细观察老年人在进食过程中和进食后的表现,如有无呛咳、噎食、吞咽困难、恶心、呕吐等症状,一旦出现上述情况,护理员要立即告知医生或其家属,同时马上采取相应的措施。

五、协助老年人进食的操作流程

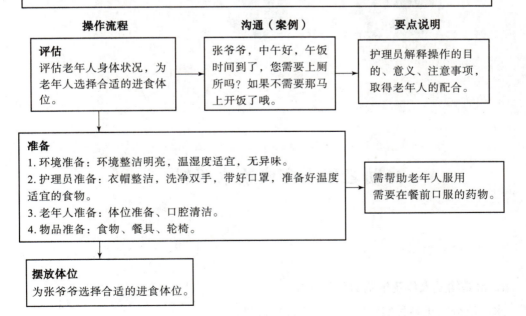

老年人生活照料

```
              ↓
┌─────────────────────────┐
│ 清洁                    │
│ 1. 清洁口腔。           │
│ 2. 佩戴义齿。           │
│ 3. 洗净并擦干双手。     │
└─────────────────────────┘
              ↓
┌─────────────────────────┐         ┌──────────────────┐         ┌─────────────────────────────┐
│ 进餐                    │         │ 张爷爷，吃饭要慢慢│         │ 1. 叮嘱老年人吃饭要细嚼慢咽，不要│
│ 1. 带好餐巾或围兜。     │────────→│ 吃，不要着急。    │────────→│ 挑食偏食。吃饭时不要讲话、嬉笑。│
│ 2. 摆放食物和餐具。     │         └──────────────────┘         │ 2. 骨头或鱼刺等应剔除干净再让老│
│ 3. 鼓励其自主进食。     │                                      │ 年人食用。                  │
└─────────────────────────┘                                      │ 3. 喂食以餐匙1/3~1/2的量为宜。│
              ↓                                                  │ 4. 对吞咽困难的老年人，要将食物│
┌─────────────────────────────────────────────────────────┐     │ 送入舌根的2/3处，有利于老年人吞│
│ 餐后整理                                                │     │ 咽。                        │
│ 护理员协助老年人在餐后刷牙或漱口，擦干嘴角水痕，拿走垫在│     │ 5. 偏瘫的老年人从健侧喂食。 │
│ 下颌的毛巾（治疗巾），帮助老年人恢复体位，整理床单位。  │     └─────────────────────────────┘
└─────────────────────────────────────────────────────────┘
```

知识链接

老年人使用的各种助餐用具如图4-1所示。

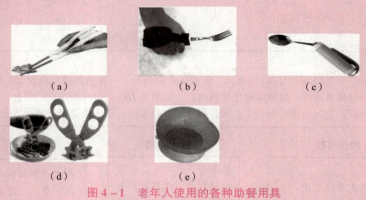

图4-1 老年人使用的各种助餐用具
（a）助餐筷；（b）助餐叉；（c）助餐勺；（d）辅食剪；（e）吸盘碗

任务三 协助老年人完成饮水照料

一、水的生理作用

1. 水是构成人体及细胞的重要成分

水广泛分布于各种组织中，构成人体内环境。

2. 水能促进营养物质的消化、吸收与代谢

水能使许多物质溶解，可以促进营养物质的吸收和运输，协助代谢废物通过大小便、汗液、呼吸等途径排出。

3. 调节体温

水能吸收代谢产生的多余热量，从而调节体温，使人的体温不发生明显波动。如汗液的蒸发，能带走大量热量，维持正常体温。

4. 润滑作用

水可以减少关节、脏器及组织细胞的摩擦，保持运动协调的状态。同时，水还具有滋润肌肤、维持腺体器官正常分泌等作用。

二、缺水对老年人的危害

老年人与饮水有着十分重要的关系，随着年龄的增长，机体的含水量越来越低，需要不断补充。老年人皱纹日益增多、长老年斑、皮肤干燥、皮肤弹性降低、视力模糊、口干、便秘等问题，都是因体内水分不足引起的；体内水分不足，使血液黏稠度增加，也容易诱发心脑血管疾病。因此不要等到口渴、口干时才饮水，而是要养成科学的饮水习惯。

知识链接

人体内水的来源与排出

水是生命活动所必需的物质，在生命活动中发挥着重要功能。成人体内60%～70%的质量是水。一个人的身体如果没有摄取足够量的水分，短时间内没有影响，但长此以往就会对身体造成损伤。身体内水分的来源有饮水、食物中含有的水分和新陈代谢产生的水。日常生活中水分的来源主要以饮水为主，每天的饮水量应不少于1 200 mL。在人体饮水不足的情况下，代谢产生的这部分水就会发挥重要作用。水的排出一是通过肾脏以尿液的形式排出体外，二是经肺部呼吸排出，三是由皮肤或粪便排出。尿液是体内的水排出的主要途径。大体上人体获得的水分和排出的水分基本相当，处于动态平衡的状态。

三、养成科学的饮水习惯

1. 晨起睡前各饮一杯温水

经过一夜睡眠，身体会丢失一部分水分，血液因流动减慢而变得黏稠，温水可以稀释血液，降低血液黏稠度，从而预防心脑血管疾病的发生。

2. 不要一次性大量饮水

一次性大量饮水会快速稀释胃液，加重肠胃负担，影响食物的消化吸收。一次性大量

饮水会导致尿量突然增加，增加肾脏的负担。

3. 不要等到口渴时再喝水

当感到口渴的时候，人体已经处于细胞缺水的状态，明显感到口干、尿量减少，会影响体温调节功能。失水量超过身体质量的20%时，便会发生生命危险。因此要养成定时补水的习惯，不要等到身体发出缺水信号时再喝水。

四、协助老年人饮水的操作流程

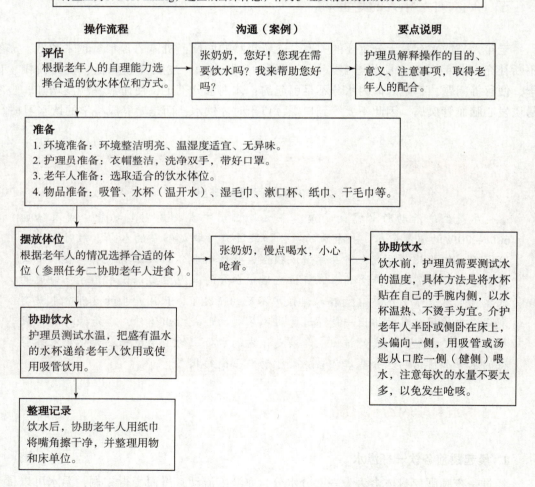

五、协助老年人饮水注意事项

（1）饮水前一定要试温后再交到老年人手中，以防老年人烫伤。

（2）在老年人身体条件允许的情况下，尽可能让其采取坐位或半坐位，防止老年人发生呛咳。

（3）单次饮水量不宜过多，应少量多次饮水。

（4）老年人身体状况允许时，可适量饮用果汁或豆浆等液体补充水分。

（5）若老年人因患有某些疾病需要增加或限制饮水时，护理员需要在床头和记录本上进行标注，并向家属说明原因并征得其同意。增加饮水的老年人，白天要加大饮水量，以免因夜间饮水过多导致夜尿频繁；限制饮水的老年人，若口腔干燥，可以用棉棒蘸水湿润口腔。

任务四 为鼻饲老年人完成进食照料

一、鼻饲管饮食的概念和目的

特殊情况下，不能经口腔摄取食物的老年人，使用注射器将流质食物、水或药物，通过放置于一侧鼻腔的导管推入消化道的进食过程叫作鼻饲管饮食（或鼻饲饮食、导管喂食）。鼻饲管饮食的目的是为了保证不能进食的老年人对食物营养物质的吸收和利用，防止因进食不当而引起食物反流等意外状况发生。

二、鼻饲适用人群

鼻饲饮食适用于不能由口腔摄取食物的老年人、昏迷的老年人、有口腔疾患或口腔手术后的老年人、因上消化道肿瘤等引起吞咽困难的老年人和拒绝进食的老年人等。

三、判断鼻饲管是否在胃内的方法

1. 抽取胃液法

抽取胃液法是最常用的方法。打开胃管末端盖帽，消毒，连接注射器。使用注射器抽出胃液查看，胃液颜色不正常时，应立即通知医护人员。

2. 听气过水声法

打开胃管末端盖帽，消毒，把听诊器放置在老年人胃部，通过连接胃管末端的注射器向胃内注射约 10 mL 的空气，检查是否听到过水声。

3. 气泡冒出法

打开胃管末端盖帽，消毒后置于盛有水的碗中，看有无气泡溢出。

四、为鼻饲老年人完成进食照料的操作流程

任务情景

李爷爷，79岁，患小脑萎缩4年，处于长期卧床、需要介护照护的状态。李爷爷在医院安置了胃管，需进行鼻饲。在家鼻饲一段时间后，李爷爷日渐消瘦，家人担心李爷爷会因为营养不足而导致病情恶化，所以李爷爷和他的老伴入住照护机构生活。如果安排你作为李爷爷的护理员，请你为李爷爷完整操作一次鼻饲饮食流程。

操作流程	沟通（案例）	要点说明
评估 评估老年人的意识、身体状况，为老年人进行鼻饲。	李爷爷，您好，您现在是不是感到有些饿？现在我喂您吃一些东西，好吗？	护理员解释操作的目的、意义、注意事项，并取得老年人的配合。

准备
1. 环境准备：整洁明亮，温湿度适宜，无异味。
2. 护理员准备：衣帽整洁，洗净双手，戴好口罩。
3. 老年人准备：评估老年人的病情、意识、鼻腔通畅程度、胃管插入深度、心理状态及合作度，解释操作目的。
4. 物品准备：饮食单、鼻饲液、治疗巾(毛巾)、治疗碗、压舌板、无菌纱布、酒精、棉球、50 mL注射器、夹子、止血钳、听诊器、手电筒、弯盘、温开水、纸巾、别针、记录本等。

摆放体位
根据老年人的身体状况选择合适的体位，对上半身功能较好的老年人，护理员可协助老年人采取坐位或者半坐卧位；对平卧的老年人，床头摇高（30°~45°）并使老年人保持稳定。在老年人的下颌垫上干毛巾（治疗巾）。

检查鼻饲管 1. 检查鼻饲管固定是否完好，插入长度和标记的长度是否一致。 2. 检查鼻饲管是否在胃内。	鼻饲管一旦有脱落或有其他异常情况，<u>应立即通知医护人员</u>。

测试鼻饲液温度
将少量鼻饲液滴在手腕内侧，以感觉温热不烫手（38~40℃）为宜。

第一次注入温水
用注射器向导管中注入约20 mL的温水，冲洗胃管确保胃管通畅。

64

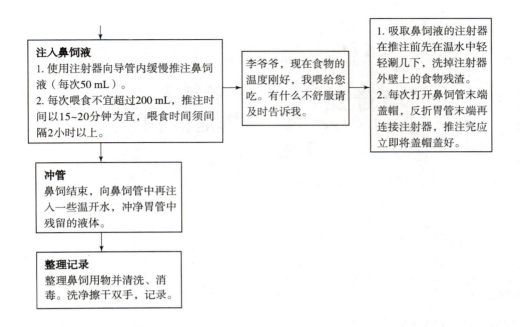

五、鼻饲饮食的注意事项

①长期接受鼻饲的老年人，每天需要接受早、晚两次口腔护理，以保持口腔清洁。

②口腔里面有痰液或分泌物的老年人，在进行鼻饲操作前，应协助其清理痰液或分泌物，擦干口角；鼻饲饮食前后30分钟内不得进行该项操作，以免引起老年人胃液或食物反流。

③鼻饲饮食前需要抽吸老年人胃液，观察其胃液颜色。若出现异常，应立即通知医护人员。

④对老年人实施鼻饲操作时，如果老年人出现恶心、呕吐等异常情况，应立即停止鼻饲，并通知医护人员。老年人鼻饲后若出现腹胀、腹泻、肠鸣等不适症状，也应立即通知医护人员。

⑤灌注使用的注射器应每次更换一支。注射器每人一支，不可交叉使用。

⑥遵医嘱服用口服药物时，需要把药片碾碎，在温水中溶解形成药液后再进行鼻饲。

⑦随时观察老年人鼻饲管的固定位置是否出现皮肤破损、红肿等异常情况，发现异常时要及时通知医护人员。

> **知识链接**
>
> 　　鼻饲饮食适用于长期不能进食的老年人。由于鼻饲管长时间留置、老年人自身患有疾病或操作者操作不当等，可能会引发并发症，如败血症、声音嘶哑、呃逆、食道出血、食管狭窄等疾病。
>
> 　　一般情况下，不主张体内长时间留置鼻饲管，根据鼻饲管使用规则，需定期更换软管。鼻饲管留置操作应由具有资质的医护人员完成。

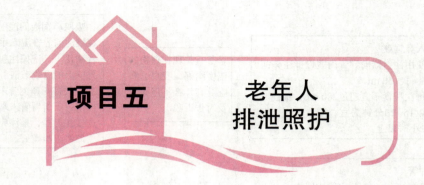

项目五 老年人排泄照护

【知识目标】

◇ 了解老年人的排泄特点。
◇ 掌握排泄异常的老年人的护理方法。
◇ 掌握老年人排泄照护的操作流程和注意事项。

【能力目标】

◇ 运用老年人排泄照护的知识,能够帮助正常老年人如厕。
◇ 能够理论联系实际,将理论知识灵活运用到日常对老年人的排泄护理中。
◇ 能够独立完成对排泄异常老年人的照护。

【素质目标】

◇ 反思与老年人沟通的实际经历,有意识地学习沟通知识。
◇ 与小组成员分享学习经验,以团队协作的形式巩固与老年人沟通的相关知识和技能。
◇ 通过学习老年人排泄照护的知识,培养学生主动关心老年人、帮助老年人的优秀思想品德,提高自我素质。

项目五　老年人排泄照护

【思维导图】

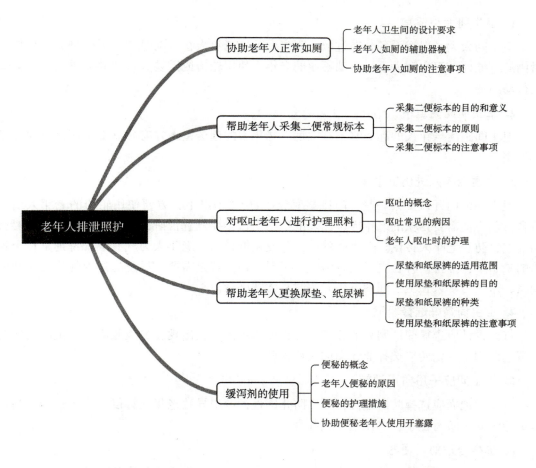

任务一
协助老年人正常如厕

案例讨论

李阿姨，69岁，入住养老院两个月，近期因血压偏高，遵医嘱应卧床休息。当李阿姨有便意时，护理员小张应如何协助李阿姨如厕？

67

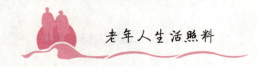

一、老年人卫生间的设计要求

1. 卫生间大小适宜

卫生间太大,卫浴设备分布过散,距离太远,老年人在行动过程中无处扶靠,会增加滑倒的可能性。卫生间太小,行动不便的老年人使用轮椅或需要人搀扶共同进入时,会造成行动不便。

2. 卫生间距离适中

卫生间距离老年人的起居室不宜太远,老年人的起居室最好有独立卫生间,方便老年人如厕。

3. 方便老年人进出卫生间

卫生间的门开口要大一些,门口宽度应在80厘米以上,方便使用轮椅的老年人出入或者行动不便需要搀扶的老年人进出。卫生间门口不要设置台阶,地面和其余空间不要有高度差,防止老年人摔倒。卫生间的门推荐使用推拉门,老年人力气有限,特别是在坐轮椅的状态下,推拉门开合更轻松。浴室门不要安锁,若是需要,尽量选择内外均可打开的锁具,避免老年人在卫生间内发生异常时,无法施救。

4. 卫生间最好选择明卫

灯光设计应遵循简洁明亮的原则,但也要避免因太亮出现反光或眩光。卫生间装修应以暖色调为主,瓷砖应选择非光面的大块瓷砖。

5. 卫生间应采用防滑设施

卫生间地面应选择防滑地砖,可以防止因地面湿滑导致老年人摔倒。在浴缸旁和马桶旁都应该安装防滑把手,方便老年人起身。

6. 选择合适的坐便器

根据老年人的身体状况选择合适的坐便器,对于下蹲困难或使用轮椅的老年人应选择高一点的坐便器,或选择可升降的坐便器。

二、老年人如厕的辅助器械

1. 移动式坐便器

既可以单独使用,也可以放在蹲便器上使用。适用于行动不便或者因卫生间狭小而不便如厕的老年人(图5-1)。

2. 镂空型老年人坐便椅

适用于有生活自理能力的老年人,可以在如厕的时候自己到卫生间安放使用(图5-2)。

项目五 老年人排泄照护

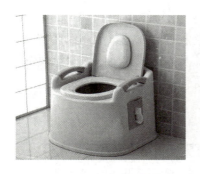
图5-1 移动式坐便器

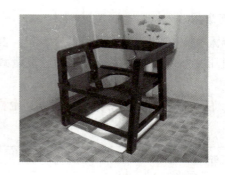
图5-2 镂空型老年人坐便椅

3. 便盆结合型老年人坐便椅

适用于行动不便,或有腹泻等疾病的老年人(图5-3)。

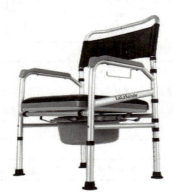
图5-3 便盆结合型老人坐便椅

移动式坐便器和便盆结合型老年人坐便椅具有易移动、易清洗的特点,可以根据老年人的身体情况选择合适的如厕辅助器械。

三、协助老年人如厕的注意事项

1. 勿憋气排便

老年人因胃肠道蠕动功能减退,偶有排便困难或便秘现象,若用力排便会增加心脏负担,有猝死的危险。故排便困难或便秘时,可遵医嘱使用润肠剂。

2. 如厕蹲起动作要慢

老年人如厕下蹲前应先抓紧扶手慢慢下蹲,避免摔倒。如厕结束也应该先抓紧扶手再缓慢站起,尤其是体位性低血压患者。突然站起易引起大脑短暂性缺血,导致眼前发黑甚至晕倒。

3. 如厕时不要看书或玩手机

卫生间空气不流通,如厕时间太长,容易引起大脑缺氧,如果是蹲便器,还会诱发痔疮。若老年人患有便秘,长期如厕时看书或玩手机,还会出现习惯性便秘。

4. 勿憋尿

老年人如果有尿意，应赶紧去卫生间，否则膀胱过度充盈，如厕时膀胱突然排空，容易导致血压突然下降，心率减慢，回心血量减少，从而造成大脑缺血缺氧而晕倒。

四、协助老年人正常如厕的操作流程

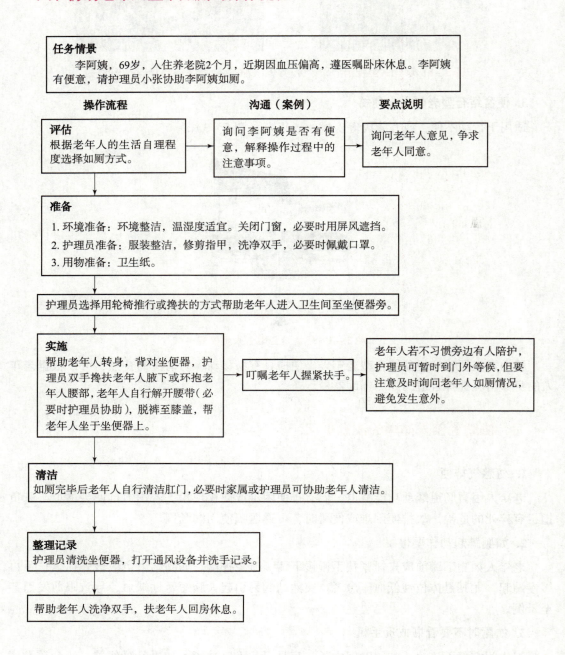

任务二 帮助老年人采集二便常规标本

> **小组讨论**
>
> 什么情况下需要帮助老年人采集二便常规标本？采集标本的目的和意义是什么？

一、采集二便常规标本的目的

二便常规是医学检验"三大常规"项目之一，对某些全身性病变以及身体其他脏器影响尿液或粪便改变的疾病的诊断有很重要的参考价值。同时，二便的化验检查还可以反应一些疾病的治疗效果及预后。如尿常规主要检查尿液的颜色、尿比重、尿蛋白、糖定性及白细胞和尿红细胞等；粪常规主要检查粪便的颜色、性状、有无脓血或寄生虫等。

二、采集标本的意义

标本检验在一定程度上可以反映机体正常的生理现象和病理改变。标本检验结果的正确与否直接影响对疾病的诊断、治疗和抢救，而化验结果的正确与否又与标本采集质量密切相关。所以，掌握正确的标本采集方法是极为重要的，它是护理员应该掌握的基本知识和基本技能之一。

三、采集标本的原则

1. 遵医嘱采集

采集各种标本均应按医嘱执行。医生填写检验申请单，字迹要清楚，目的要明确，医生应签全名。若对检验申请单有疑问，护理员应及时核查，确诊无误后方可执行。

2. 严格查对

认真执行查对制度，遵医嘱采集标本，操作前、操作中、操作后都应遵医嘱查对患者的姓名、年龄、床号和需要采集的标本等信息，核对无误后才能送检。

3. 正确采集

化验结果的正确与否与标本采集质量密切相关，因此要掌握正确的采集标本的方法。

尿常规要留新鲜尿，以清晨第一次排出的尿液为宜，较浓缩，易检出异常，新鲜尿液应在2小时内送检。粪常规一般采集指头大小的新鲜粪便（约3~5 g），放入清洁、干燥、无吸水性的有盖容器内送检，不可混有尿液及消毒剂。

4. 及时送检

标本采集后应及时送检，不应放置过久，避免标本污染或变质，影响检查结果。

正常尿液、粪便的颜色和性状。

1. 正常尿液

正常尿液的颜色为淡黄色或琥珀色，颜色清亮透明、没有沉淀、没有絮状物，排尿过程中没有异常的气味。正常成人的尿液颜色可以受喝水多少、某些食物或者药物影响。

2. 正常粪便

正常人的粪便呈黄色或褐色，质软，成型，黏度适中。大便的颜色和气味会受到某些食物和药物的影响。

四、采集标本的注意事项

①采集标本的容器应保持干燥清洁，一次性使用。

②采集尿液标本不可将粪便或者其他物质混入其中。留置导尿管的患者留取尿标本时，应先放空尿袋中的尿，待重新有尿排出后再打开尿袋下方引流孔处橡胶管收集尿液送检。

③采集含黏液、脓血等异常成分的粪便时，从粪便表面的不同部位、深处及粪端多处取材。

④标本采集后应及时送检，避免发生污染或丢失。

五、采集二便的操作流程

1. 采集尿液标本的操作流程

> **任务情景**
>
> 李阿姨，68岁，入住介护中心3个月，近日出现尿频、尿急、尿痛、排尿不适感，无发热现象，医生给予尿常规检查。请护理员按照正确的方法协助李阿姨采集尿常规标本。

项目五 老年人排泄照护

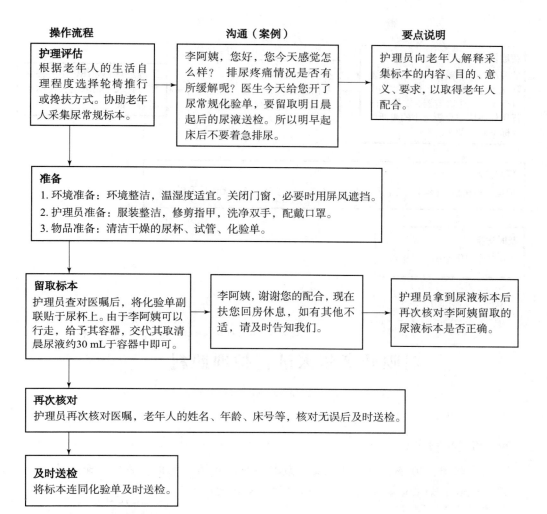

2. 采集粪便标本的操作流程

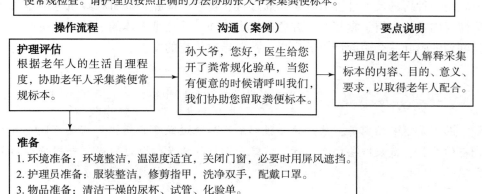

老年人生活照料

留取标本
护理员查对医嘱后，将化验单副联贴于标本杯上。由于孙大爷可以行走，给予其容器，交代其自行用棉签取蚕豆般大小的粪便放入标本盒中即可。

→ 孙大爷，谢谢您的配合，现在我们扶您回房休息，如有其他不适，请及时告知我们。

→ 护理员拿到粪便标本后再次核对孙大爷留取的粪便标本是否正确。

再次核对
护理员再次核对医嘱、老年人的姓名、年龄、床号等，核对无误后及时送检。

及时送检
将标本连同化验单及时送检。

任务三 对呕吐老年人进行护理照料

案例讨论

李奶奶，70岁，有糖尿病史，晨起后感到乏力、气促，并伴有面色苍白、恶心呕吐。如果你是护理员，该如何护理李奶奶？

一、呕吐的概念

呕吐是一种胃的反射性强力收缩，通过胃、食管、口腔、膈肌和腹肌等部位的协同作用，迫使胃内容物由胃、食管经口腔急速排出体外。呕吐是人体的一种保护机制，但是频繁而且剧烈的呕吐，会引起严重的后果，甚至导致休克的发生。

知识链接

恶心是呕吐的前奏，恶心为上腹部不适和紧迫欲吐的感觉，可伴有迷走神经兴奋的症状，如皮肤苍白、出汗、流涎、血压降低及心动过缓等。一般恶心后随之呕吐，但也存在仅有恶心而无呕吐，或仅有呕吐而无恶心的现象。

二、呕吐常见的病因

1. 病理因素

老年人受疾病的影响，例如，胃肠道疾病、神经系统疾病和内分泌疾病等病理因素影响。

2. 受药物影响

药物是引起恶心、呕吐的最常见原因之一，某些药物，例如，化疗药物、麻醉药物、洋地黄类药物等服用后会产生胃肠道反应，也会引起呕吐。

3. 中毒

各种原因引起中毒的毒物作用于中枢神经系统而导致呕吐。

4. 精神因素

如神经官能症、神经性厌食症等也可能引起呕吐。

> **知识链接**
>
> **呕吐物的观察**
>
> 一般呕吐物中含有消化液和食物，如混有大量胆汁时，呕吐物呈黄绿色；急性大出血时，呕吐物呈红色；出血缓慢或陈旧性出血时，呕吐物呈咖啡色；胃内容物有腐败性改变且滞留在胃内时间较长时，呕吐物则呈暗灰色。

三、老年人呕吐时的护理

1. 采取适当的体位，防止窒息

老年人发生呕吐时，为防止呕吐物误吸至气管引起窒息，可活动的老年人采取坐位或站立位，叮嘱其低头、张口，保证呕吐物顺利吐出；卧床老年人则立即将头偏向一侧，防止呕吐物误吸。

2. 给予老年人身体支持和心理安抚

老年人发生呕吐时，护理员依然要对老年人保持热情的态度，不嫌其脏臭，以缓解老年人的紧张情绪和心理压力。身体虚弱的老年人呕吐时更应陪伴在其旁边，防止意外发生。

3. 注意观察

老年人呕吐后，应立即观察呕吐物的颜色、性质和量的多少等，必要时保留呕吐物，并及时给医生和护士查看。老年人呕吐时还应注意观察老年人的血压和心率的变化。

4. 清洁口腔

老年人呕吐后，应及时帮其用温开水或生理盐水漱口，保持其口腔清洁舒适。

5. 保持床单位的整洁

及时更换污染的床单、被罩、衣物等，保持床单位的整洁。

任务四 帮助老年人更换尿垫、纸尿裤

小组讨论

纸尿裤和尿垫有什么区别？应如何为老年人选择尿垫和纸尿裤？

一、尿垫和纸尿裤的适用范围

①适用于需要长期卧床、行动不便的老年人。
②适用于尿失禁的老年人。
③适用于实施大型手术后的老年人，防止术后伤口有渗液或渗血而弄脏床单位。

二、使用尿垫和纸尿裤的目的

老年人由于身体机能下降或者是患有某些疾病容易出现尿失禁的现象，臀部长期受尿液刺激容易感染，长期卧床的老年人还可能出现压疮。为了保持臀部干燥，防止压疮，保持身体清洁无异味，应指导老年人正确使用尿垫或纸尿裤。此外，尿失禁限制了老年人的社交，降低了老年人的生活质量，正确使用尿垫或纸尿裤可提升生活质量。

三、尿垫和纸尿裤的种类

1. 尿垫的种类

目前市面上广泛使用的是一次性尿垫［图5-4（a）］和可水洗尿垫［图5-4（b）］。一次性尿垫使用方便，可随时更换，但透气性差，不宜长期使用。可水洗尿垫具有舒适、透气、美观、吸水性强等特点，可反复使用。

2. 纸尿裤种类

纸尿裤主要分为粘贴型纸尿裤［图5-5（a）］和成人拉拉裤［图5-5（b）］，粘贴型纸尿裤主要适用于长期卧床的老年人，配合尿垫一起使用。成人拉拉裤仿照内裤的立体设计，不影响活动，使尿裤更贴合、更舒适，适用于能行走的老年人。

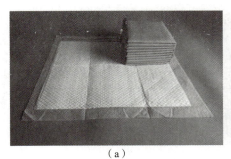
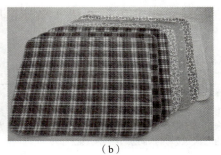

图 5-4　尿垫

(a) 一次性尿垫；(b) 可水洗尿垫

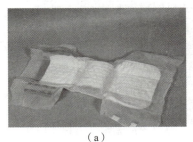
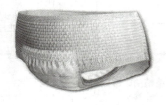

图 5-5　纸尿裤

(a) 粘贴型纸尿裤；(b) 成人拉拉裤

知识链接

如何挑选尿垫和纸尿裤

（1）要选择吸水性强的尿垫和纸尿裤，可保持老年人臀部干燥。
（2）要选择材质柔软、不引起过敏、透气性强的尿垫和纸尿裤。
（3）要选择吸水量大，防侧漏、防回返的尿垫和纸尿裤。

四、使用尿垫和纸尿裤的注意事项

①尿垫和纸尿裤要及时更换，防止因臀部长期受尿液刺激而细菌滋生。
②不能够使用透气性不好的塑料制品代替尿垫。
③每次更换尿垫或纸尿裤前都应先清洗臀部，保持臀部清洁干燥，提高老年人的舒适度。
④使用纸尿裤时要注意分清前后，纸尿裤边缘应平展贴近臀部，避免发生侧漏。
⑤一次性的尿垫和纸尿裤禁止反复使用。

五、帮助老年人更换尿垫、纸尿裤的操作流程

1. 帮助老年人更换尿垫的操作流程

任务情景

张奶奶,80岁,神志清楚,一个月前因中风导致右侧肢体瘫痪,生活不能自理,大部分时间卧床,为了避免因潮湿而引起臀部感染,护理员为其使用了尿垫以保持清洁。请护理员按照正确的方法定时为张奶奶更换尿垫。

操作流程	沟通(案例)	要点说明
护理评估 根据老年人的自理能力选择合适的尿垫。	张奶奶,您好!您的尿垫湿了,我帮您换个新的,您现在有没有尿或便意?如果没有我就帮您更换新的尿垫了。	护理员解释操作的目的、注意事项,取得老年人的配合。
准备 1. 环境准备:环境整洁,温湿度适宜,关闭门窗,必要时用屏风遮挡。 2. 护理员准备:服装整洁,洗净双手并使双手保持温暖,必要时戴口罩。 3. 物品准备:一次性尿垫、屏风、水盆、温热毛巾。		
操作步骤 掀开老年人下身盖被,双手分别扶住老年人的肩部、髋部,翻转其身体呈侧卧位,将污染的一次性尿垫向侧卧位方向折叠,取温热毛巾擦拭会阴部,观察老年人会阴部及臀部皮肤情况。将干净的一次性尿垫一半平铺,一半卷折,翻转老年人身体呈平卧位,撤下污染的一次性尿垫放入专用污物桶中。整理干净的一次性尿垫。盖好被子。	张奶奶,用左手拉好右手放在腹部,我现在先帮您侧卧,好了,您可以用左手抓紧床护栏。	动作轻柔、迅速,尽量减少暴露,避免老年人着凉。注意观察老年人臀部有无潮红、破溃等症状。
整理物品 护理员整理老年人床单位,开窗通风。清洗毛巾,刷洗水盆。		

项目五　老年人排泄照护

2. 帮助老年人更换纸尿裤的操作流程

任务情景

张奶奶，80岁，神志清楚，患慢性肾衰竭2年，部分生活能自理，大部分时间卧床。为了不影响张奶奶睡眠，夜间一直使用纸尿裤，为保持其臀部干燥半夜需更换一次。请护理员按照正确的方法定时为张奶奶更换纸尿裤。

操作流程	沟通（案例）	要点说明
护理评估 根据老年人的自理能力和胖瘦选择合适的纸尿裤。	张奶奶，您好！您的纸尿裤需要更换了，您现在有没有尿或便意？如果没有我就帮您更换新的纸尿裤了。	护理员解释操作的目的和注意事项，取得老年人的配合。
准备 1. 环境准备：环境整洁，温湿度适宜。关闭门窗，必要时用屏风遮挡。 2. 护理员准备：服装整洁，洗净双手并使双手保持温暖，必要时戴口罩。 3. 物品准备：纸尿裤、屏风、水盆、温热毛巾。		
操作步骤 **取下污染的纸尿裤** 掀开老年人下身盖被，打开穿在老年人身上的纸尿裤，撕开粘扣及时对粘贴牢卷至老年人身下，然后握紧前侧干净的纸尿裤从会阴部由前往后擦拭尽量将纸尿裤缩成一小团，置于会阴部下方。取温热毛巾擦拭会阴部，观察老年人会阴部及臀部皮肤情况，取出纸尿裤。	张奶奶，我现在要取出脏的纸尿裤了，请您稍微配合我抬一下臀部。	打开被子，尽量减少暴露，魔术贴对粘牢固，避免伤害老年人皮肤。
更换干净纸尿裤 取干净纸尿裤并打开，将吸水面大的一面放于老年人臀下，铺平纸尿裤，左右对称粘好粘扣。松紧适宜，以能伸进去一指为宜。拉好纸尿裤裙边，以免弄伤老年人皮肤。		纸尿裤穿得太松，容易发生侧漏；纸尿裤穿得太紧，容易影响老年人局部血液循环。
整理物品 护理员整理老年人床单位，收拾用物。		

79

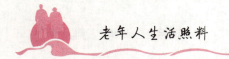

任务五
协助便秘老年人使用缓泻剂

案例讨论

赵奶奶，68岁，最近排便次数减少，粪便干硬，排便不畅、困难，自觉腹胀。作为护理员应如何帮助赵奶奶缓解便秘？

一、便秘的概念

便秘是指排便间隔时间超过48小时，并且伴有排便费力，粪质硬结、量少等征象。便秘是老年人最常见的问题，不仅会影响老年人的身心健康还会降低老年人的生活质量，严重的还会导致老年人发生急性心肌梗死、脑卒中等严重并发症。因此应积极预防和治疗老年人的便秘。

二、老年人便秘的原因

1. 生理因素

老年人随着年龄的增长，体力活动明显减少，胃肠道蠕动功能减慢，肛门内外括约肌减弱，直肠敏感性下降，使食物在肠内停留过久，水分过度吸收，从而引起便秘。

2. 饮食习惯

老年人因咀嚼功能减退，胃肠道蠕动功能减慢，故喜食低渣精细的食物且摄入量少，导致胃结肠反射减少，从而引起便秘。

3. 排便习惯

有些老年人没有养成定时排便的习惯，常常忽视正常的便意，致使排便反射受到抑制而引起便秘。

4. 精神因素

老年人常因老年性痴呆或精神抑郁症等而失去排便反射，从而引起便秘。

5. 疾病因素

受某些疾病影响，例如，胃肠道疾病，导致粪便通过不畅而发生排便困难。

三、便秘的护理措施

1. 心理护理

便秘的老年人在排便的时候都会有紧张、焦虑的情绪，应及时疏导和给予鼓励。

2. 坚持锻炼

老年人应根据自己的身体状况和爱好选择适合自己的运动并坚持，例如，散步、打太极，每日双手按摩腹部肌肉数次等，既能强身健体又能刺激胃肠道蠕动。

3. 培养良好的排便习惯

对老年人进行健康教育，帮助老年人建立正常的排便习惯。可在晨起后排便一次，即使无便意，也要坚持一会儿，以形成条件反射。

4. 合理饮食

合理饮食，荤素、粗细搭配，多食富含膳食纤维的食物可预防便秘。

5. 合理使用缓泻剂

老年人在排便困难时可适当使用缓泻剂缓解便秘，但不可长期使用，若使用不当，反而会加重便秘。

四、协助便秘老年人使用开塞露的操作流程

任务情景

赵奶奶，68岁，最近排便次数减少，粪便干硬，排便不畅，自觉腹胀，医生为赵奶奶开了1支开塞露。请护理员协助赵奶奶正确使用开塞露通便。

操作流程	沟通（案例）	要点说明
评估 评估老年人的身体状况及便秘程度，为老年人选择合适的排便方式。	赵奶奶，您好，由于您近日排便困难，医生开了开塞露缓解您的便秘。您现在还有其他不舒适吗？如果没有我就要为您使用开塞露了。	护理员解释操作的目的、意义、注意事项等，取得老年人的配合。

准备
1. 环境准备：环境整洁，温湿度适宜，室内光线充足，关闭门窗，必要时用屏风遮挡。
2. 护理员准备：着装规范，洗手、戴口罩、戴帽子，熟练掌握直肠栓剂插入法。
3. 物品准备：开塞露、剪刀、卫生纸、一次性尿垫。

再次核对
护理员携用物至老年人床旁，再次核对，确认无误后开始操作。

操作步骤
协助老年人脱下裤子至膝盖，取侧卧位，臀下垫一次性尿垫，将开塞露尖端剪一小口且修剪整齐，挤出少许药液润滑尖端。操作者一手戴手套，另一手用卫生纸固定老年人臀部，拨开肛门周围附近皮肤，用戴手套的手的拇指及食指捏住开塞露，轻轻插入肛门3~4厘米，药液全部挤入肛门内后慢慢取出开塞露，协助老年人平卧，叮嘱老年人忍耐5~10分钟后再排便。

赵奶奶，马上就好了，如果您有什么不舒服，请及时告诉我。赵奶奶，操作结束了，请您忍耐5~10分钟后再排便。

操作过程中动作轻柔，减少老年人身体的暴露，避免老年人着凉，并注意观察老年人有无其他不适症状。

整理用物
协助老年人排便后，整理用物。

观察记录
记录给药时间、剂量和用药效果。

便秘对老年人的危害

（1）老年人经常性便秘容易造成肛门撕裂，诱发痔疮或者加重原本的痔疮。

（2）老年人本身患有心血管疾病，便秘导致排便时用力过度，易发生猝死。

（3）长期便秘的老年人可因肠腔内过多吸收毒素而发生头痛、头晕、食欲不振、失眠等征象。

（4）便秘导致老年人排便时间长，由蹲位站起时，可因体位性低血压导致脑供血不足而发生晕厥。

（5）老年人长期便秘，粪便较硬，长期压迫肠腔及盆腔周围结构，阻碍结肠扩张，使直肠或结肠因受压而形成粪便溃疡，严重者可引起肠穿孔，是便秘严重的并发症之一。

项目六　老年人安全照护

【知识目标】

◇ 了解老年人常见的安全问题。
◇ 掌握老年人辅具的选择和使用方法。
◇ 掌握老年人安全问题的预防措施。

【能力目标】

◇ 运用老年人安全照护的知识，预防老年人常见安全问题的发生。
◇ 培养学生在紧急情况下沉着、冷静、谨慎处理问题的能力。
◇ 培养学生能针对不同情况采取措施的实践能力。

【素质目标】

◇ 反思与老年人沟通的实际经历，有意识地学习沟通知识。
◇ 与小组成员分享学习经验，以团队协作的形式巩固与老年人沟通的相关知识和技能。
◇ 通过学习老年人安全照护的知识，培养学生主动关心老年人、帮助老年人的优秀思想品德，提高自我素质。

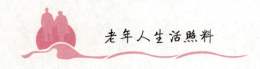

【思维导图】

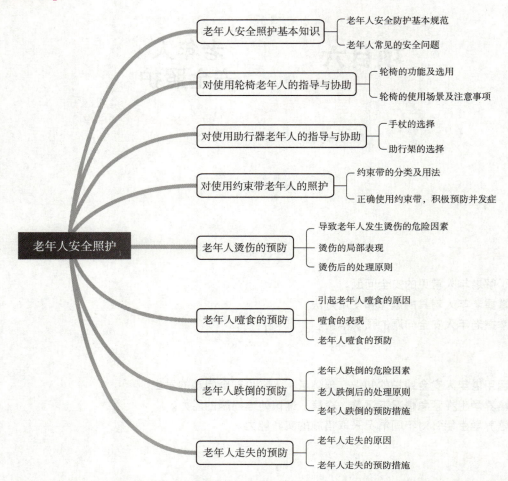

老年人的安全问题不仅影响老年人的身体健康，而且是引起纠纷的隐患。作为护理员必须掌握老年人安全照护基本知识，以及生活环境设计要求、居室整理和消毒隔离等知识。工作中按照安全照护的基本规范做好护理工作。

任务一　老年人安全照护基本知识

老年人随着年龄的增长，身体机能逐渐衰退，或受疾病的影响，或因日常生活中缺乏安全防范意识，导致很多意外事故的发生，例如，跌倒、车祸、坠床、烧烫伤等，因此为了老年人的安全，护理员及老年人的家人应给予老年人足够的照护和关爱。

> **小组讨论**
>
> 日常生活中老年人常见的安全问题有哪些？

一、老年人安全防护基本规范

1. 养老机构安全防护基本规范

①加强领导，落实安全防范措施。加强建章立制规范管理，加强院长负责制和工作人员岗位责任制，坚持安全第一、预防为主的方针，坚决落实养老机构安全防范措施。

②加强隐患排查，预防安全事故发生。加强安全教育和自我防范，对发现的安全隐患，逐项落实整改措施，把各项安全隐患消灭在萌芽状态。

③加强安全设施建设和人员培训，保证老年人的生命安全。按照消防要求配备消防器材，全体员工应熟练使用灭火设备，掌握自救逃生的基本知识，及时应对各种突发事件，保证老年人的生命安全。

2. 养老护理员安全防护基本规范

①严格遵守安全管理制度。护理员应提高全员意识，加强安全责任感和压迫感，杜绝各类重大事故的发生。

②坚持安全第一、预防为主的原则。落实岗位责任制，加强老年人个人安全管理，预防老年人跌倒、坠床、噎食、烫伤、走失等事故的发生。

③遵守安全用电规定。护理员要严防电器火灾和触电事故的发生。

④加强生活用火管理。禁止在老年人床周使用打火机、蚊香等，避免引起火灾。

⑤加强环境卫生。认真打扫卫生，定期消毒，预防传染病的发生。

⑥加强食品卫生。确保食品安全卫生，预防中毒。

⑦做好防暑降温、防汛工作。护理员要配合养老机构做好防暑降温、防汛的工作。

⑧严格执行请销假制度。严禁护理员私自允许老年人外出。老年人请假外出必须严格执行请销假制度。

⑨严禁私自组织老年人外出。护理员应严禁私自组织老年人外出游玩，防止发生交通事故或者走失事件。

⑩坚决执行安全值班制度。保管好老年人的贵重物品，对出入养老机构的人员做好登记。

⑪发现安全隐患应及时报告处理。防患于未然，发现安全问题应及时处理，不拖拉、不忽视。

二、老年人常见的安全问题

1. 跌倒

世界卫生组织（WHO）认为跌倒是老年人慢性致残的第三大原因。65岁以上老年人中有30%发生过跌倒，65岁以上老年人中有15%跌倒过两次。

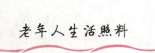

2. 坠床

坠床是引起老年人外伤和骨折的重要原因。

3. 噎食

噎食是引起老年人窒息死亡的重要原因。

4. 烧烫伤

烧烫伤易引起老年人致伤、致残，甚至是导致老年人死亡的重要原因。

5. 走失

走失也是引起老年人致伤、致残，甚至是导致老年人死亡的重要原因。

任务二 对使用轮椅老年人的指导与协助

老年人随着年龄的增长，身体机能逐渐衰退，或因疾病的影响，可能导致下肢功能障碍、行走困难，严重影响老年人的生活及社交，故应为老年人正确选用轮椅，并指导其正确使用轮椅，使他们能借助轮椅进行功能训练，并参与社会活动。

> **案例讨论**
>
> 李奶奶，77岁，因患痛风，行动不便，家里人为其选购了轮椅。应如何指导李奶奶正确使用轮椅呢？

一、轮椅的功能

①可作为有下肢功能障碍或行走困难的老年人的代步工具。
②可作为移动和照顾老年人的工具，使老年人借助轮椅进行身体锻炼和参与社会活动。

二、老年人轮椅的选用

1. 手推轮椅

手推轮椅比较轻便，可以折叠收起。适用于短期行动不便者，手推轮椅一般需要家人陪同，不适合久坐，手推轮椅如图6-1（a）所示。

2. 折叠式轮椅

折叠式轮椅是目前国内外应用最为广泛的一种轮椅，车架等可折叠，便于携带和运输。折叠式轮椅的扶手或脚踏板均为可拆卸式，折叠式轮椅如图6-1（b）所示。

3. 电动轮椅

电动轮椅有多种不同的控制方式

①手或前臂功能部分丧失的老年人，可选择用手或前臂进行操作的电动轮椅。电动轮椅的电钮或摇杆控制器非常灵敏，利用手指或前臂的轻微接触即可进行操作。车行速度接近正常人的步行速度，并可爬6°~8°的斜坡。

②手和前臂功能完全丧失的老年人，可选择用下颌进行操纵的电动轮椅。

③长期卧床的老年人，可选择用呼吸和眼睛进行操纵的电动轮椅，使终身卧床的老年人可以实现一定程度的自由活动，从而提高生活质量。电动轮椅如图6-1（c）所示。

4. 躺式轮椅

躺式轮椅是靠背能从垂直向后倾斜直至水平位。脚踏板也能自由变换角度。适用于不宜久坐或久站的老年人，躺式轮椅如图6-1（d）所示。

5. 特殊轮椅

由于某些老年人的特定需要，还有多种特殊轮椅可供选择。如上厕所专用轮椅、可爬楼轮椅，有些轮椅还附有升降装置，特殊轮椅如图6-1（e）所示。

6. 轮椅车

轮椅车也叫电动代步车，为三轮和四轮轮椅车，适用于头脑清醒，反应灵敏的老年人远距离出行代步，轮椅车如图6-1（f）所示。

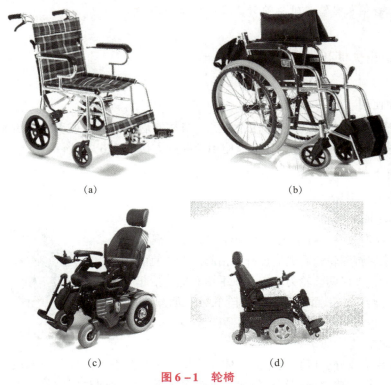

图6-1 轮椅
(a) 手推轮椅；(b) 可折叠式轮椅；(c) 电动轮椅；(d) 躺式轮椅

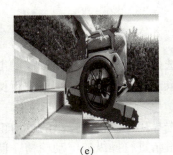
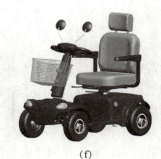

图 6-1 轮椅（续）

(e) 特殊轮椅；(f) 轮椅车

> **知识链接**
>
> 如何为老年人选择合适的轮椅？
>
> （1）应根据老年人的需求选择合适的轮椅，而不是价格越贵越好。
> （2）老年人坐上轮椅后双腿与扶手之间应有 2.5~4 cm 的间隙。
> （3）轮椅靠背的上缘应在腋下 10 cm 左右。
> （4）坐上轮椅后坐垫的前缘离膝 6.5 cm 左右。
> （5）前臂放置在扶手背上，肘关节屈曲正常约为 90°。
> （6）老年人坐轮椅时感觉舒适且能防止压疮。

三、手动轮椅使用的场景

1. 在平地使用

在平地使用时，老年人平稳坐在轮椅上，身体向后靠，家属或者护理员站在轮椅车的背后，两手扶住车把匀速前进，在平地使用轮椅的方法如图 6-2 所示。

2. 推轮椅上下台阶

（1）推轮椅上台阶

①正面推轮椅上台阶。

轮椅面向台阶放好，叮嘱老年人身体向后靠，握紧扶手，护理员或家属脚踩轮椅后侧的杠杆，抬起前轮，使前轮平稳地移上台阶，再以两前轮为支点，双手抬车把，抬起后轮，平稳地移上台阶。正面推轮椅上台阶的方法如图 6-3（a）所示。

②背面推轮椅上台阶。

轮椅背向台阶放好，叮嘱老年人身体向后靠，握紧扶手，护理员或家属用一只脚踩防翻杆或向下压车把，抬起前脚轮，将轮椅推到台阶下，双手同时用力将轮椅提上台阶。背面推轮椅上台阶的方法如图 6-3（b）所示。

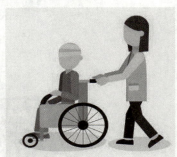

图 6-2 平地使用轮椅

项目六　老年人安全照护

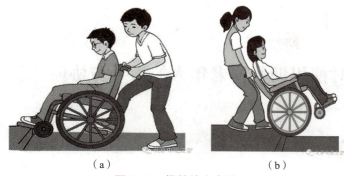

图 6-3　推轮椅上台阶
（a）正面推轮椅上台阶；（b）背面推轮椅上台阶

（2）推轮椅下台阶
①正面推轮椅下台阶。
轮椅面向台阶移到台阶边缘，叮嘱老年人身体向后靠，握紧扶手，护理员或家属一只脚踩防翻杆或用手向下压车把，使轮椅向后倾斜到平衡角度，使大车轮缓慢倾斜从台阶上落下，后轮落地后，将轮椅从翘轮椅姿势放下，让前轮着地。
②背面推轮椅下台阶。
轮椅背向台阶移到台阶边缘，叮嘱老年人身体向后靠，握紧扶手，护理员或家属先下台阶，一只脚踩防翻杆或用手向下压车把，使轮椅向后倾斜到平衡角度，使大车轮缓慢倾斜从台阶上落下，再抬起前轮向后移动，确保前轮落到地面，再调转方向前进。

3. 推轮椅下坡

推轮椅下坡时，护理员或家属背向下坡方向，叮嘱老年人坐直，握紧扶手，缓慢下坡，推轮椅下坡的方法如图 6-4 所示。

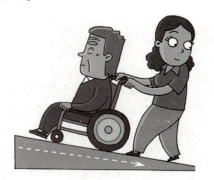

图 6-4　推轮椅下坡

4. 推轮椅进出电梯

推轮椅进入电梯时，老年人和家属或护理员应背向电梯门口缓慢进入；出电梯时，老年人和家属或护理员应面向电梯门口，缓慢出电梯。

四、使用轮椅的注意事项

①使用轮椅前应确保轮椅的安全性，应检查轮椅的刹车是否灵敏，轮胎有无漏气等。
②不要用轮椅去撞门或者障碍物，老年人骨质疏松，一旦发生碰撞容易发生骨折。
③使用轮椅过程中，应匀速前进，避免突然加速、减速或急转弯，防止老年人发生意外。
④行走过程中注意观察道路周边情况，随时观察老年人面色，询问老年人有无不适。

任务三 对使用助行器老年人的指导与协助

小组讨论

老年人常用的助行器有哪些？该怎样为老年人选择合适的助行器？

一、手杖的选择

手杖，亦称扶杖、拐杖、拐棍等。手杖是许多老年人外出"助走"的必带之物。它既可稳身健步，又可增强体力。手杖种类繁多，应根据老年人的具体情况选择合适的手杖。

> **知识链接**
>
> **手杖的用途**
>
> 手杖的功能在于增加步行时的支撑面，以减缓下肢或是身体骨骼结构所必须承担的负荷。一般以健侧手使用，以健侧手使用手杖时可以减少患侧下肢所承受重量的20%~25%，可分担患者脚部的载重，减少因下肢肌肉无力所产生的跛行现象，如退化性关节炎患者。对膝上截肢的病人，借助手杖增加患者载重的力臂，可降低残肢与义肢间的反作用力，降低走路转弯时所需的肌肉力量；对周边血管病变的患者，可以减轻下肢血液循环的压力，可以提供行动时感觉判断的信息。

1. 单足手杖

单足手杖常见的有钩型[图6–5（a）]、丁字型[图6–5（b）]、鹅颈型[图6–5（c）]等。单足手杖轻便，易携带，适用于一般行动不便的老年人。

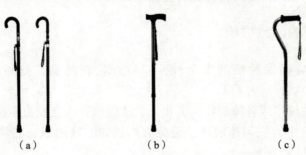

图6–5 单足手杖
（a）钩型；（b）丁字型；（c）鹅颈型

2. 三足手杖

三足手杖的特点是手杖底部与地面有3个接触点，由于底部面积较大，所以能提供比一般手杖更好的支撑与稳定性。三足手杖尤其适用于不平的路面，也适用于平衡能力欠佳，使用单足手杖不安全的老年人，三足手杖如图6-6所示。

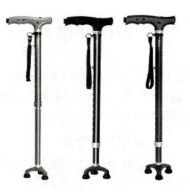

图6-6 三足手杖

3. 四足手杖

四足手杖的特点是底部与地面有4个接触点，可以增加行走的稳定性。但因4个接触点可以构成多个平面，在路面不平时，反而容易造成摇晃不稳的现象，所以四足手杖最好在室内使用。四足手杖适用于平衡能力欠佳、臂力较弱，上肢患有震颤麻痹，用三足手杖不够稳定的老年人，也适用于偏瘫的中风病人在刚开始康复的时候使用，四足手杖如图6-7所示。

4. 可折叠拐杖凳

可折叠拐杖凳的特点是拐杖腰部带有防滑凳子，便于老年人出行时体力不支可坐下休息片刻。可折叠拐杖凳适用于平衡能力欠佳、体力较弱的老年人，可折叠拐杖凳如图6-8所示。

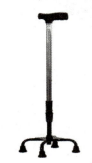

图6-7 四足手杖

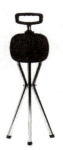 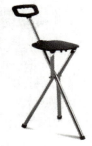

图6-8 可折叠拐杖凳

知识链接

手杖长度测量

手杖正确长度的测定：穿平底鞋站在平地上，站直后，两手自然下垂，取立正姿势，老年人身体直立，手杖高度与大转子（关节凸起部）处于等高的位置。

5. 老年人使用手杖的注意事项

①老年人应按照自身的条件选择合适的手杖。
②使用手杖时要先移动手杖，调整好重心后再移动脚步。
③使用手杖时应避免行走在湿滑、崎岖、障碍物多的路面上。

二、助行架的选择

助行架就是双手通过器械的支撑,让腿脚不方便的老年人,甚至失去行走能力的老年人能够自理,能够和正常人一样外出散步。助行架具有稳定性能好、高度可随使用者的身高随意调节的特点。

1. 固定型助行架

固定型助行架的特点是支撑牢固,不易滑动,但行走速度相对较慢。行走时老年人双手提起两侧扶手向前放于地面,然后再向前移动身体。固定型助行架适用于站立时稳定性较好的老年人,固定型助行架如图6-9所示。

2. 两轮式助行架

两轮式助行架为前轮固定式,轮子只向前或向后滚动,方向性好,但转弯不够灵活。行走时助行器始终不离开地面,由于轮子的摩擦阻力小,易于推行但其稳定性能稍差。两轮式助行架适用于有下肢功能障碍,且不能抬起固定性助行架前行的老年人,两轮式助行架如图6-10所示。

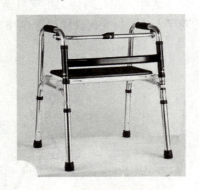 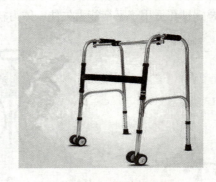

图6-9　固定型助行架　　　　　图6-10　两轮式助行架

3. 四轮式助行架

四轮式助行架[图6-11(a)]操作灵活,分为四轮均可转动和前轮转动、后轮固定位置两种形式。四轮步行器通常带有手刹[图6-11(b)],方便在坡面上行走,但由于轮子容易滑动,用力方向不对时,老年人有发生扑倒的危险。四轮式助行架适用于迈步有困难的老年人。

4. 使用助行架的注意事项

①每次使用助行架前,应检查助行架是否稳定,橡皮垫、螺丝有无损坏或松动,以确保助行架的安全性,预防老年人因行走不稳而跌倒。

②使用助行架行走时眼睛应平视前方,注意抬头挺胸收腹。步伐不宜太大,太过向前容易重心不稳而跌倒。

③使用助行架时应循序渐进,逐步适应。

④不要在地面不平整或障碍物多的地方使用助行架,以免发生危险。

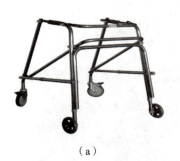
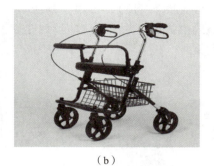

（a） （b）

图 6-11 四轮式助行架

（a）四轮式助行架；（b）带有手刹的四轮步行器

任务四 对使用约束带老年人的照护

约束带是一种保护老年人安全的装置，用于躁动的老年人有自伤或坠床的危险时，或治疗需要固定身体某一部位时，限制其身体和肢体的活动。

案例讨论

李爷爷64岁，因治疗疾病的需要需留置导尿管，李爷爷不适应，想自行拔出导尿管，反复劝说无效。可以采取什么措施防止李爷爷自行拔出导尿管呢？

一、约束带的分类及用法

① 宽绷带（图6-12），常用于固定手腕及踝部。

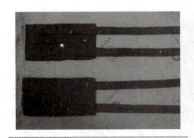
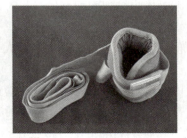

图 6-12 宽绷带

②约束手套（图6-13），常用于预防手部组织损伤的临时固定，促进血液循环；对躁动患者实施约束护理，并能预防非计划性拔管和抓伤皮肤等问题。

③肩部约束带（图6-14），常用于固定肩部，防止老年人坐起。

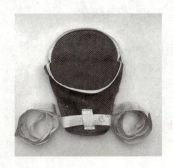 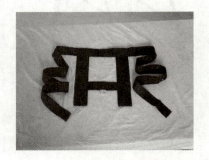

图6-13　约束手套　　　　　　　图6-14　肩部约束带

④膝部约束带（图6-15），常用于固定膝部，限制老年人下肢活动。

⑤腹部约束带（图6-16），常用于腹部手术术后保护伤口，减少渗血。

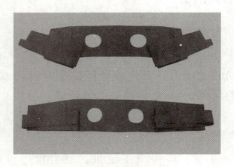 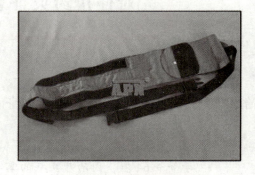

图6-15　膝部约束带　　　　　　　图6-16　腹部约束带

二、老年人使用约束带的目的

①防止老年人发生危险行为，如自杀，自伤，极度兴奋或冲动，有明显攻击行为，避免老年人伤害他人或自伤。

②防止有意识障碍、谵妄躁动的老年人坠床。

③用于约束对治疗护理不配合的老年人。

三、正确护理使用约束带的老年人

①正确使用约束带是防止老年人发生意外，确保老年人生命安全而采取的必要手段。不管老年人是否接受约束，使用前都应该耐心向老年人及其家属解释清楚。

②保护性约束属于制动措施，故使用时间不宜太长，病情稳定及治疗结束后应尽快解除约束，需要较长时间约束时，应及时更换约束肢体或每隔两小时活动肢体或放松

一次。

③做好被约束老年人的生活护理，协助老年人大小便，保持床单位的清洁干燥，15～30分钟观察一次约束部位的血液循环情况以及约束带的松紧程度，并及时调整。

④老年人使用约束带时护理员要勤巡视、勤观察，防止老年人挣脱约束带发生危险。

⑤使用约束带只能作为必要时保护老年人安全和保证治疗顺利进行的方法，不能作为惩罚老年人的手段。

四、预防约束带使用中出现的并发症

1. 血液循环障碍

（1）原因
①约束带约束过紧，影响静脉回流。
②约束时间较长，未定时松解，导致局部组织长期受压。
③约束带过紧，使约束部位压强增大。
④约束方法错误，老年人躁动后越束越紧，影响局部血液循环。

（2）局部表现
约束部位皮肤苍白、紫绀、肿胀、麻木、刺痛、冰冷等，严重者会出现水泡或组织坏死。

（3）预防血液循环障碍
①约束带固定松紧适宜，以能伸进1～2个手指为宜。
②约束后应多观察老年人约束的松紧情况，避免因老年人过度挣扎而致约束过紧，发现异常情况应及时处理。
③评估老年人病情，及时松解约束带，尽量避免长时间约束老年人。
④需长时间约束者，应定期松解、活动肢体。

2. 皮肤破损、皮下淤血

（1）原因
①未放保护垫或者保护垫移位，导致局部皮肤受到摩擦，出现破损。
②保护垫太薄，不能起到保护作用。
③保护垫粗糙，刮伤皮肤。
④约束带捆绑过紧，导致皮肤破损或皮下出血。
⑤在水肿或病变皮肤处使用约束带，使皮肤破损。
⑥床单位不平整、不光滑或约束肢体附近有锐利、坚硬的物体，躁动时肢体与其发生碰撞、摩擦，导致皮肤破损。

（2）局部表现
约束部位疼痛，出现皮肤破损、皮下瘀血、瘀斑。

（3）预防皮肤破损、皮下瘀血

①选用透气、干燥、柔软的棉垫作为保护垫。

②约束带固定松紧适宜并定时松解。

③避免在水肿或有病变的皮肤周围使用约束带，此部位的约束不可避免时，应加厚保护垫，加强观察。

④定时检查保护垫，发现移位及时调整，保护垫潮湿后应及时更换。

⑤保持床单位清洁、平整。床护栏用棉垫或软枕加以保护，避免老年人躁动时肢体与床护栏发生碰撞、摩擦。

3. 约束带松脱

（1）原因

①约束带捆绑过松，老年人躁动挣脱约束。

②保护垫滑脱，导致约束带松弛，受约束肢体会从约束带中滑出。

③约束带与床护栏之间固定不当。

（2）局部表现

约束带单个或多个松脱。

（3）预防约束带松脱

①松紧适宜，避免约束带过松。

②勤巡视、勤观察。

4. 四肢麻木、关节僵硬、骨折、神经损伤

（1）原因

①受约束肢体没有处于功能位。

②约束过紧。

③约束时间过长，肢体长时间未活动而出现肢体麻木和关节僵硬。

④受约束肢体过度伸张，躁动时引发骨折或神经损伤，尤其以手肘部骨折及臂丛神经损伤多见。

（2）局部表现

受约束肢体麻木、关节僵硬，有活动障碍；骨折者出现受伤部位畸形、反常活动、骨擦音或骨擦感、局部疼痛、局部肿胀等；臂丛神经损伤者出现肘关节屈曲受限、上肢上举困难或不能做背手动作，困难者出现"猿手""爪形手""垂腕征""方肩""翼状肩"等征象。

（3）预防四肢麻木、关节僵硬、骨折、神经损伤

①保持肢体及关节处于功能位。

②协助老年人经常更换体位。

③定时松解约束带，同时对约束肢体进行按摩。

④掌握正确的约束方法，避免约束肢体过度伸张和牵拉。

任务五 老年人烫伤的预防

烫伤是由无火焰的高温液体（沸水、热油、钢水）、高温固体（烧热的金属等）或高温蒸气等所致的组织损伤。老年人最常见的烫伤是低热烫伤，低热烫伤又可称为低温烫伤，是因为皮肤长时间接触高于体温的低热物体而造成的烫伤。

案例讨论

李奶奶，84岁，生活能够自理，在倒开水时不慎将右手烫伤。李奶奶烫伤后正确的处理方法是什么？该怎样预防老年人烫伤？

一、老年人发生烫伤的危险因素

1. 生理因素

老年人因神经系统老化、皮肤组织老化而导致痛温觉减退，对热的耐受能力降低。受热以后，皮肤会出现红肿、水疱、破溃等不同程度的烫伤。

2. 热应用因素

老年人在使用热水袋、电热毯、电暖手宝等过程中，可能因温度过高、外表无包裹直接接触皮肤而造成烫伤。

3. 病理因素

老年人本身患有糖尿病、下肢动脉闭塞，有肢体感觉障碍、视力障碍的老年人容易发生烫伤。

4. 缺乏烫伤知识

老年人或其家属缺乏相关低温烫伤的基础知识，对低温烫伤没有引起足够的重视。

二、烫伤的局部表现

烫伤的严重程度主要与烫伤的深度、面积和是否合并并发症有关。

1. 一度伤

局部轻度红肿、无水疱、疼痛明显。

2. 二度伤

局部红肿疼痛，有大小不等的水疱。

3. 三度伤

脂肪、肌肉、骨骼都有损伤，创面无水疱、无弹性，并呈灰或红褐色，无疼痛。

> **知识链接**
>
> 烫伤后的水疱不要自行戳破，避免因处理不当而导致感染，从而加重病情。小水疱保护好创面无须特殊处理，组织可自行吸收；大水疱最好是在消毒以后，拿无菌针头或者锐器，从水疱的低位戳一个侧孔让烫伤处水疱的水流出来。如果烫伤严重，最好到医院由专科医生处理。

三、烫伤后的处理原则

烫伤后应立即用流动的水冲洗10~30分钟，以降低对深部组织的伤害。若是低温烫伤应立即冷敷患处并及时就医，以免创面加重导致经久不愈等严重后果。有些老年人因创面较小且痛感不强，便未及时治疗创面，造成创面感染，致病情加重和治疗时间延长，增加自身的痛苦。

四、预防老年人烫伤的措施

1. 确定高危人群

患有糖尿病、下肢动脉闭塞、肢体感觉障碍、视力障碍和曾发生过烫伤的老年人应视为高危人群。

2. 消除或降低危险因素

如沐浴时要先注入冷水，再注入热水，试过水温后再洗澡，尽量不用热水袋、电热毯、电暖手宝等物品，若必须使用则应做好防护工作，并勤巡视、勤观察。

3. 提高防范烫伤的意识

对易发生烫伤的老年人应加强热应用的管理，加强巡视和观察。向老年人和护理员宣讲预防低温烫伤的知识，使其提高对低温烫伤的重视，增强安全防范意识，避免低温烫伤的发生。

任务六 老年人噎食的预防

食物阻塞气管引起的窒息，俗称"噎食"，是老年人猝死的常见原因之一。老年人因咳嗽反射迟缓、进食时说话或进食速度太快、咀嚼不全、吞咽过猛等都容易引起噎食。

案例讨论

王奶奶，74岁，进食时与别人交谈，过程中突然出现剧烈咳嗽，随之不能说话，无法呼吸，护理员对其紧急施救后症状缓解。王奶奶发生了什么？引起这些现象的原因是什么？

一、引起老年人噎食的原因

①老年人牙齿缺失、咀嚼功能差，不能充分咀嚼食物。
②有些老年人意识不清并伴有吞咽困难。
③老年人脑血管病变发生率高，吞咽反射迟钝，易造成吞咽动作不协调而发生意外。
④进食时谈话、说笑、注意力不集中。
⑤老年人食道病变较多，弹性下降，进食时易造成食道痉挛。

知识链接

进食时为什么不要说话？

食物进入口腔经过咀嚼后进入食管时，会厌软骨会关闭，避免食物误吸至气管，若进食时说话则会厌软骨关闭不全，食物一旦误吸至气道则容易引发窒息。食管、气管、会厌软骨位置如图6-17所示。

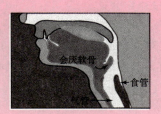

图6-17 食管、气管、会厌软骨位置

二、噎食的表现

1. 一般表现

症状较轻时可出现剧烈的咳嗽，咳嗽间歇有哮鸣音，说话含糊不清。

2. 典型症状

症状较重时老年人不能咳嗽、不能说话、呼吸困难，用手按住颈部或胸前，并用手指口腔，继而面色青紫、神志不清，严重时甚至停止呼吸。

三、老年人噎食的预防

1. 评估噎食的高危人群

对神志不清、咀嚼困难、吞咽困难或有食道病变的老年人应有针对性地进行预防和健康宣教。

2. 老年人进食时的注意事项

①进食时应叮嘱老年人细嚼慢咽,老年人进食慢时不能催促。
②避免老年人一次进食过多,鼓励其少食多餐。
③老年人进食时若发生呛咳,要暂停进食,等呼吸完全平稳后再喂食。
④若老人频繁呛咳且严重者应停止进食。

3. 老年人饮食准备

给老年人提供容易下咽的食物,避免准备难以下咽且黏性大或水分少的食物。烹调时应尽量将食物切碎、煮软。

4. 老年人进食体位

进食能自理的老年人,一般采取坐位或半卧位比较安全;对不便下床的老年人或进食不能自理者,应将床头摇高,以坐位或半坐卧位进食;卧床不能坐起者应协助其采取侧卧位或仰卧位(头偏向一侧),并给予适当支撑。

5. 进食环境

进食环境应整洁、安静、舒适、安全。家属或护理员应将食物、餐具等放置在老年人容易取放的位置。

6. 心理护理

老年人发生噎食后,老年人对进食易产生恐惧心理,严重者会产生拒食意念。家属或护理员应多安慰老年人,耐心引导,帮助老年人克服恐惧心理。

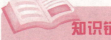

海姆立克急救法

海姆立克急救法是海姆立克教授于1974年发明的利用肺部残留气体,形成气流冲出呼吸道异物的急救方法。意识尚清醒的病人可采用立位或坐位,抢救者站在病人背后,双臂环抱病人,一手握拳,用拳眼顶住病人腹部正中线脐上两横指处,另一只手的手掌压在拳头上,连续快速向内、向上推压冲击6～10次(注意不要伤其肋骨)。海姆立克急救法如图6-18所示。

项目六 老年人安全照护

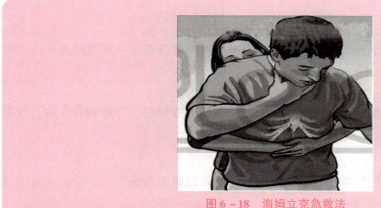

图6-18 海姆立克急救法

任务七
老年人跌倒的预防

老年人跌倒发生率很高且后果严重，是导致老年人伤残和死亡的重要原因之一，对老年人的健康生活会造成严重危害。老年人随着年龄的增长，身体会发生一些生理、病理的变化，如运动控制能力下降，视力和听力的下降等，更容易发生跌倒。因此在日常生活中我们应注意预防老年人跌倒给老年人带来的伤害。

案例讨论

李爷爷，70岁，午休后想去院子里散步，但因刚下过雨，路面湿滑。如果你是护理员，应如何预防李爷爷摔倒？

一、老年人跌倒的危险因素

1. 环境因素

①光照不足。
②路面湿滑、路面不平坦或有障碍物。
③家具高度和摆放位置不合适。
④楼梯台阶高，卫生间没有扶栏、扶手等。
⑤不合适的鞋子和不合适的行走辅助工具。

2. 生理因素

（1）中枢神经系统

中枢神经系统的退化使老年人步态的稳定性和平衡功能等受损，从而使跌倒的危险性增加。

（2）骨骼肌肉系统

老年人骨骼肌肉系统功能退化，影响活动能力、步态的敏捷性、力量和耐受性，导致行动时抬脚不高、行走缓慢、不稳，使跌倒的危险性增加。

3. 病理因素

老年人因受急慢性疾病的影响导致神经系统功能和骨骼肌肉系统等功能受损，从而导致跌倒的危险性增加。

4. 药物因素

很多药物可以影响人的神智、精神、视觉、步态、平衡等，从而引起跌倒。

①精神类药物：抗抑郁药、抗焦虑药、安眠药、抗惊厥药、安定药。

②心血管药物：抗高血压药、利尿剂、血管扩张药。

③其他：降糖药、非甾体类抗炎药、镇痛剂、多巴胺类药物、抗帕金森病药等。

5. 社会因素

老年人的教育和收入水平、卫生保健水平、享受社会服务和卫生服务的途径、室外环境的安全设计，以及老年人是否独居，与社会的交往和联系程度等，都会影响其跌倒的发生率。

6. 心理因素

老年人因沮丧、抑郁、焦虑、情绪不佳导致与社会隔离。沮丧可能会削弱老年人的注意力，潜在的心理状态混乱也和沮丧有关，这些都会导致老年人对环境危险因素的感知和反应能力下降。另外，害怕跌倒也使行为能力降低，行动受到限制，进而影响步态和平衡能力，使跌倒的危险性增加。

二、老年人跌倒后的处理原则

1. 判断其是否猝死

若发现老年人跌倒后已昏迷，首先要判断其是否猝死。应立即让老年人平卧在硬木板上，严禁搬动。若是心源性猝死，应立即进行心肺复苏，并拨打120急救电话。

2. 判断其有无骨折

老年人跌倒后不要急忙扶起，应认真检查，明确骨折部位，让老年人保持安静，注意保暖，并拨打120急救电话。

三、老年人跌倒的预防

1. 评估易跌倒的高危人群

①年龄大于65岁者。
②曾有跌倒史者。
③贫血或血压不稳定者。
④有意识障碍者。
⑤有肢体功能障碍者。
⑥步态不稳者。
⑦营养不良、头晕者。
⑧视力、听力较差,独居者。
⑨服用降压药物、利尿药物、泻药、镇静安眠药物者。

2. 选择适当的辅助工具

老年人应该了解自己的活动能力,评估自己跌倒的风险,需要借助辅助工具的应选择合适的辅助工具。

3. 及时佩戴视力补偿设施、助听器等

有视力和听力障碍的老年人应及时佩戴视力补偿设施、助听器或其他补偿设施。

4. 加强营养

老年人应平衡膳食,将体重控制在合理的范围内。

5. 坚持规律的体育锻炼

坚持规律的体育锻炼可以增强肌肉力量、柔韧性、协调性、平衡能力、步态稳定性和灵活性,从而减少跌倒的发生。

6. 正确合理用药

老年人服用某些药物后应注意观察其用药后的反应,防止跌倒。

7. 衣着合适

尽量穿合身或稍宽松的衣服,鞋子要合适,尽量避免穿拖鞋或鞋底过于柔软以及穿着时易于滑倒的鞋,应选择防滑鞋。

8. 调整生活方式

避免走过陡的楼梯或台阶,上下楼梯、如厕时尽可能使用扶手。转身、转头时动作一定要慢,走路时应保持步态平稳、放慢速度,避免携带沉重物品。

9. 完善环境设施

老年人的家居环境设计应坚持无障碍理念。居室内地面设计应防滑,并保持平整、干燥。浴缸或淋浴室地板上应放置防滑橡胶垫,卫生间的浴缸旁和便器旁应安装扶手。

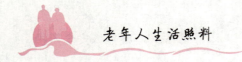

任务八 老年人走失的预防

案例讨论

张奶奶，68岁，患有阿尔兹海默病，曾经走丢过一次。为防止张奶奶走失，应做好哪些预防措施？

一、走失的概念

老年人因视觉空间功能损害，有的伴随地点定向力障碍和时间定向力障碍，在离家稍远的地方会迷失方向，导致走失。走失的原因可能是住所环境改变，或是一些疾病因素，特别是有认知障碍的老年人容易走失。

二、老年人走失的原因

1. 生理因素

随着年龄的增加，老年人的感知功能逐渐减退，视力、听力减退，记忆力下降，生活自理能力及沟通、辨识能力减退，独自外出容易走失。

2. 病理因素

老年人患有精神疾病、颅脑损伤或者阿尔兹海默病等导致记忆力下降、认知能力障碍等，独自外出容易走失。

3. 环境因素

老年人尤其是早期阿尔兹海默病患者对长期居住的周围环境很熟悉，不会走失。一旦改变居住地，对周围环境不熟悉，外出离家较远、时间较长，容易迷路走失。

4. 心理因素

老年人对自身疾病缺乏正确的认识，容易出现抑郁情绪，某些老年人由于长期受到一些慢性疾病的折磨容易对治疗失去信心，从而出现走失情况。

5. 家庭因素

家属对易走失的高危老年人缺乏足够的认知，照护不当。

三、老年人走失的预防措施

1. 专人看护

年龄大的老年人,特别是记忆力很差的,需要有人专门照看。如果家中有人不上班,可以轮流照看老年人;如果家里人都要上班,可以请看护人员,每天来照顾老年人的饮食起居。出门时由看护人员跟随,以防老年人走失。

2. 配带专用手机

可以专门给老年人配一部简单易操作的手机,老年人独自出门时应提醒老年人随身携带,万一找不到回家的路,方便用手机及时与家人联系。

3. 制作爱心卡

将有家人的联系方式、电话、具体地址的联系卡缝在老年人的衣服上,一旦老年人走失,看到的人就能打电话联系家人或报警。

4. 使用有定位功能的电子产品

给老年人配置定位功能好的手机或其他电子产品,定期或不定期查看电子定位产品的电量是否充足,随时能够通过定位功能找到老年人。

5. 不离开视线范围

带老年人外出,尤其是不识字的老年人,必须在家属的视线范围内,防止老年人走失。

四、老年人走失后的处理方法

①第一时间报警,求助警察发布协查通知。
②发动邻居或亲戚找人,老年人毕竟行动不便,所以可以叫上邻居或亲戚在老年人经常活动的场所寻找。
③拿着老年人的照片到街上询问路人。
④印制寻人启事。
⑤借助媒体的力量寻找。

参 考 文 献

[1] 徐桂华. 老年护理学 [M]. 北京：人民卫生出版社，2016.

[2] 中国营养学会. 中国居民膳食指南 [M]. 北京：人民卫生出版社，2016.

[3] 单奕. 老年人生活照料 [M]. 北京：海洋出版社，2017.

[4] 臧少敏，陈刚. 老年健康照护技术 [M]. 北京：北京大学出版社，2013.

[5] 孙昌仙，裘云. 老年护理技能指导用书 [M]. 南京：南京大学出版社，2014.

[6] 吴惠平，罗伟香. 护理技术操作并发症及处理 [M]. 北京：中国医药科技出版社，2004.

[7] 化前珍，胡秀英. 老年护理学 [M]. 北京：人民卫生出版社，2017.

[8] 孙建萍，张先庚. 老年护理学 [M]. 北京：人民卫生出版社，2018.

[9] 刘玉锦，李春玉，刘兴山. 现代老年护理技术 [M]. 北京：人民卫生出版社，2018.

[10] 金霞，宗疆，张雷. 老年人照料护理手册 [M]. 北京：科学出版社，2017.